中华医学会科学普及分会荣誉推荐
山西省科学技术协会科普专项资助

脑卒中康复护理那些事儿

陈晨　舒言　主编

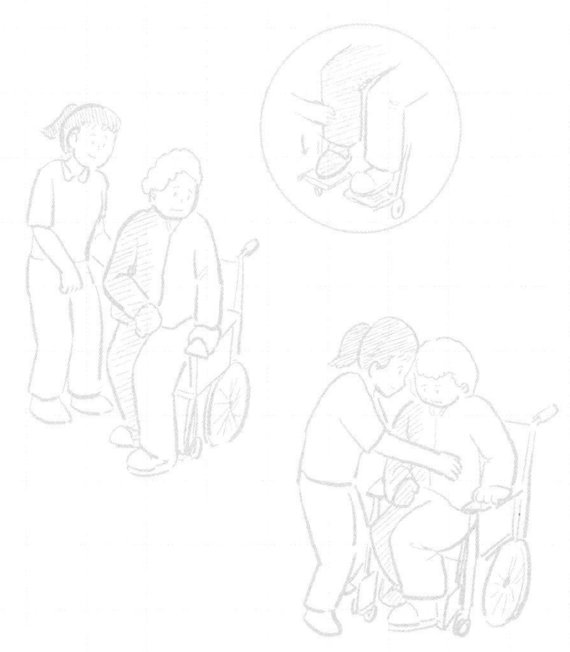

科学技术文献出版社
SCIENTIFIC AND TECHNICAL DOCUMENTATION PRESS
·北京·

图书在版编目（CIP）数据

脑卒中康复护理那些事儿 / 陈晨，舒言主编. 北京：科学技术文献出版社，2025. 1. -- ISBN 978-7-5235-2067-3

Ⅰ. R743. 309；R473.5

中国国家版本馆 CIP 数据核字第 20242T2X13 号

脑卒中康复护理那些事儿

策划编辑：王黛君　责任编辑：吕海茹　责任校对：张吲哚　责任出版：张志平

出 版 者　科学技术文献出版社
地　　址　北京市复兴路15号　邮编　100038
编 务 部　（010）58882938，58882087（传真）
发 行 部　（010）58882905，58882868（传真）
邮 购 部　（010）58882873
官方网址　www.stdp.com.cn
发 行 者　科学技术文献出版社发行　全国各地新华书店经销
印 刷 者　中煤（北京）印务有限公司
版　　次　2025 年 1 月第 1 版　2025 年 1 月第 1 次印刷
开　　本　880 × 1230　1/32
字　　数　215千
印　　张　9.5
书　　号　ISBN 978-7-5235-2067-3
定　　价　52.80元

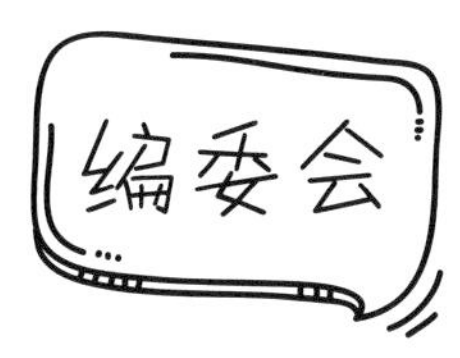

主　编　陈　晨　舒　言

副主编　关　睿　董慧珠　胡靖然

编　委（按姓氏拼音排序）

陈　晨　山西省心血管病医院
陈爱香　山西省心血管病医院
陈思羽　山西医科大学
程雨菲　山西医科大学
董慧珠　山西省心血管病医院
关　睿　山西艺术职业学院
郭翠萍　山西省心血管医院
郭建勇　山西省心血管病医院
胡靖然　山西省心血管病医院
剧锦叶　山西省心血管病医院
康　浩　山西省心血管病医院
李　媛　山西省心血管病医院
刘　虹　山西省心血管病医院
刘替红　山西省心血管病医院
卢旭霞　山西省心血管病医院
马义鹏　山西省心血管病医院
乔　瑜　山西省心血管病医院
乔晓媛　山西省肿瘤医院
沈　慧　山西医科大学
舒　言　山西省心血管病医院
王　璇　山西省心血管病医院
王春惠　山西省心血管病医院
王睿颖　河北燕达陆道培医院
杨　婷　山西省心血管病医院
张　丽　山西省心血管病医院
张一鸣　山西省心血管病医院

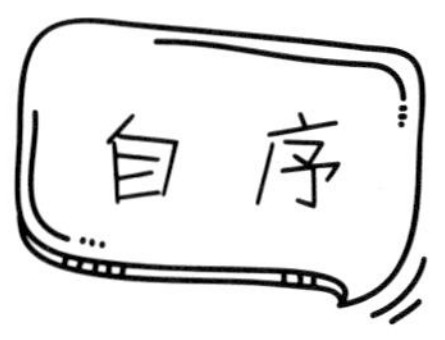

脑卒中是我国成人致死、致残的首位病因，脑卒中后功能障碍严重影响患者的生活质量。您了解脑卒中吗？您知道脑卒中的治疗、康复、护理方法吗？当被医生告知自己或亲人、朋友患脑卒中后，当听到医生、康复师的专业术语时，您是否茫然无措？在脑卒中的康复护理过程中，又应该注意些什么呢？

脑卒中的治疗方法有阿司匹林等基础的药物治疗；有支架、搭桥等手术治疗；在时间窗内可以溶栓、取栓；在康复过程中可以辨证使用针灸、艾灸等中医疗法，也可以使用理疗、磁疗、康复机器人等康复辅助设备；近几年数字疗法、智能穿戴设备等新质医疗方法也被广泛应用于脑卒中的康复治疗。那么，如何选择适合患者个体的治疗方法呢？

脑卒中康复是经循证医学证实降低脑卒中患者致残率最有效的方法，按照规范的康复治疗指南进行康复，能明显提高脑卒中患者的康复水平和康复质量。脑卒中的康复分早期康复、恢复期康复和出院后康复三级。脑卒中后什么时候可以开始做康复，如何做，康复方法有哪些，如何帮助患者选择精准化、个体化的康复治疗方案呢？根据每位患者的功能缺陷，兼顾患者的心理、生理及日常生活，为其制订针对性的护理计划，帮助患者运动功能和生活能力尽快恢复，是医生、护士、患者及家属的共同目标。

居家康复可以说是我们脑卒中后最重要，也最难解决的问题，患者及我们家属通常不具备疾病的专业知识、康复护理的能力，在居家康复护理中多表现出迷茫、无助和恐慌。而有效的居家康复护理可以帮助患者尽快适应家庭式康复环境，降低功能障碍对患者身心健康的影响，使脑卒中患者更好地回归家庭与社会。

为了帮助大家答疑解惑，让大家更深入地了解脑卒中的康复护理知识，本书从脑卒中的药物治疗、手术治疗、中医治疗、新质医疗方法、量表评估、康复治疗、护理和居家康复等方面进行详细阐述。

陈　晨舒　言

2024 年 11 月

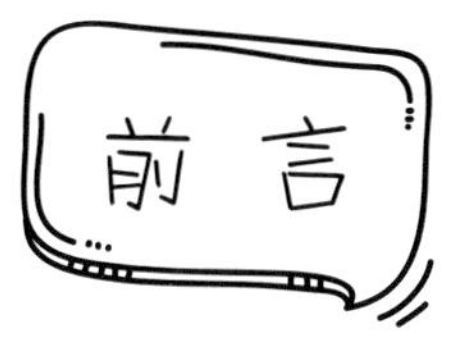

继《脑卒中那些事儿》《头晕那些事儿》《头痛那些事儿》顺利出版之后，我们团队“那些事儿”系列图书的第四部——《脑卒中康复护理那些事儿》也顺利交稿印刷。

目前我国脑卒中患者大约 1300 万人，是我国的第一大慢性病，其中有 70% ～ 80% 的患者因为脑卒中导致残疾。因病致残、因病返贫是脑卒中的现状。降低脑卒中的危害，提高脑卒中后的康复比例，是我们神经内科医生、全科医生、社区医生以及医学科普人的责任。在日常的查房出诊过程中、在线下及线上的科普工作中，我们发现老百姓对于脑卒中后的康复非常重视，但是又不知从何下手，去找谁，去问谁。

本次编撰前我们把身边的康复师、临床医生、护理人员、研究生、中医及个别“老病号”召集起来，一起商讨了脑卒中康复护理中的常见问题，凝集大家的智慧，我们把共性的问题提了出来，然后根据临床经验、结合文献和资料，为大家进行了全面的解答。

脑卒中是因脑部血液循环障碍引起的脑组织损伤，常见的功能障碍包括运动、语言、感知觉、吞咽、认知情绪等，严重影响患者的身体健康和生活质量。而脑卒中康复是一个复杂而系统的过程，需要患者、家属和医护人员的共同努力。通过科学的康复训练和细致的日常护理，可以显著改善脑卒中患者的功能障碍，提高其生活质量，使其重新获得独立生活的能力。

在脑卒中患者的康复护理过程中，要注意观察患者生命体征的变化，病情及神经系统体征的变化；要注意使患者处于良肢位，以预防患者出现偏瘫痉挛模式；要注意观察患者肌力、肌张力的情况，及时选择适合的康复理疗项目来改善患者的预后；要注意监测患者的进食及大小便的情况，及时给予营养补充，提高患者的体力，以开展进一步的康复训练等。由此可见，及时了解患者治疗、康复、护理过程中的所有问题，并在问题出现时给予积极有效的处理至关重要。

本书从脑卒中的药物治疗、手术治疗、中医治疗、新质医疗方法、量表评估、康复治疗、护理和居家康复等方面，系统地罗织问题并进行针对性解答，帮助大家更深入地了解脑卒中康复护理的相关知识，为广大患者解决脑卒中后的康复问题提供科学且通俗易懂的信息。它是一本内容丰富、新颖，实用性强的医学科普书籍，很容易使读者，尤其是脑卒中患者及其家属，产生阅读兴趣，同时也适合神经内科初级医师、全科医师、社区医师、康复师、医学生阅读、学习和参考，希望它能作为一本科普书籍放在读者的床头，使大家从中获益。

在本书即将付梓之际，我们诚挚地感谢出版社对本书的支持，以及许多关怀本书的同仁在编写方法、选题立意等方面提出的宝贵意见，更要感谢各位编者的辛勤努力，正是在他们的策划和帮助下本书才能从设想变成现实！

本书还得到了山西省科技厅青年基金项目（项目编号：202203021212066）、山西省卫生健康委员会“四个一批”科技兴医创新计划（项目编号：2022XM07）、山西省中医药科技专项科研课题（项目编号：2023ZYYA028、2024ZYY2A023）、山西省科学技术协会2022年科普课题、山西省心血管病医院博士基金、山西省心血管病医院院内课题基金（项目编号：XYS20220107）的支持，在此表示感谢！

本书中如有不妥之处，我们衷心地希望专家和读者提出批评和指正。

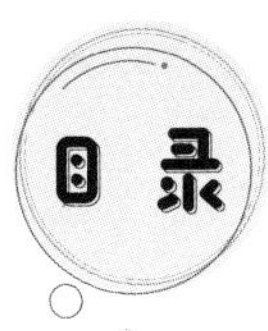

第一章 脑卒中的药物治疗

第二章 脑卒中的手术治疗

第五章　脑卒中的量表评估

第六章　脑卒中的康复治疗

第七章　脑卒中及其并发症的护理

第八章　脑卒中的生活注意

第一章 脑卒中的药物治疗

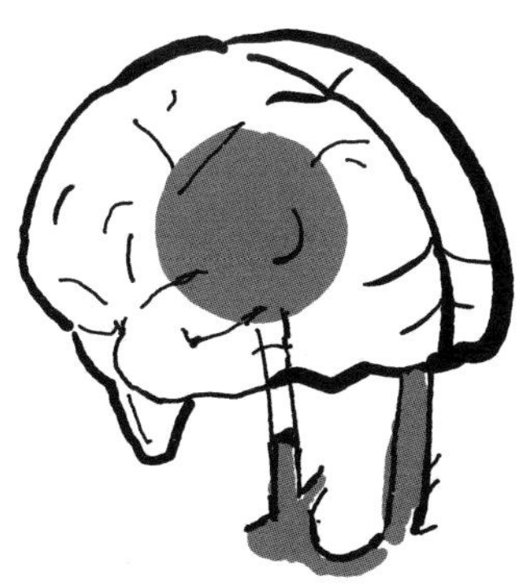

第一节　什么是脑卒中?

脑卒中俗称中风，是大脑细胞和组织坏死的一种疾病，包括缺血性脑卒中（脑梗死）和出血性脑卒中（脑实质出血、脑室出血、蛛网膜下腔出血），具有明显的季节性，寒冷季节发病率更高。根据世界卫生组织定义，脑卒中指多种原因导致脑血管受损，局灶性（或整体）脑组织损害，引起临床症状超过 24 小时或致死，具有发病率、致残率、复发率和死亡率高的特点。缺血性脑卒中占所有脑卒中的 75% ～ 90%，出血性脑卒中占 10% ～ 25%。脑卒中的发病因素复杂、多样，如高血压、糖尿病、高血脂、心房颤动、不良生活习惯、超重与肥胖、体力活动不足、高同型半胱氨酸血症、短暂性脑缺血发作、颈内动脉重度狭窄等，都是脑卒中的危险因素。另外，颅内外动脉的狭窄和闭塞、脑动脉栓塞、血流动力学因素、血液学因素、炎症、感染、红斑狼疮、结节性多动脉炎、风湿性关节炎都可能促发脑梗死，而动脉瘤、脑动脉畸形、外伤等因素都可能引发脑出血。

第二节 脑卒中患者都需要服用阿司匹林吗？

大多数脑卒中是由脑动脉内血栓形成引起动脉闭塞所致，也就是临床分型的动脉粥样硬化性病变，血小板在血栓形成过程中起着重要的作用。而阿司匹林能有效抑制血小板聚集，防止血栓形成。脑卒中发生后，如不进行有效的预防，约 1/4 的患者在 1 年内会复发。对于心源性病变引起脑卒中的患者，则需要抗凝治疗，在选择华法林的同时需要长期监测国际标准化比值。所以并不是所有的脑卒中患者都需要服用阿司匹林（图 1.1）。

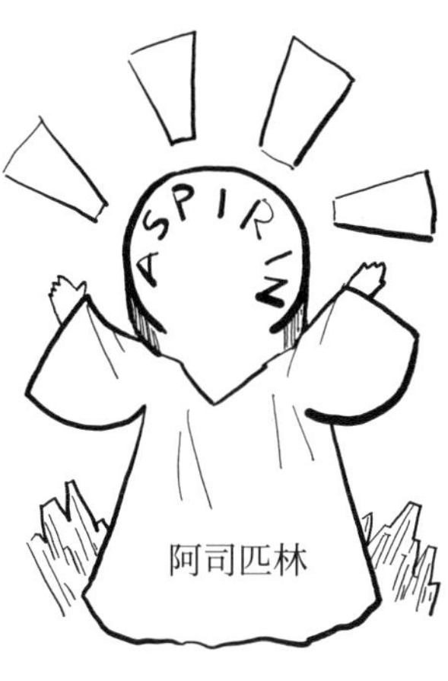

图 1.1　阿司匹林

第三节　服用阿司匹林需要注意哪些方面？

小剂量阿司匹林预防和治疗脑血管病的作用毋庸置疑。但“阿司匹林什么时候服用？”这个问题，一直困扰着大家，有的人说阿司匹林对胃刺激大，应该饭后吃，而有的人则说应该饭前吃。从阿司匹林的作用机制上来看，虽然该药的血浆半衰期只有 15 ～ 20 分钟，但抗血小板作用可以维持 7 ～ 10 天，也就是血小板的整个生命周期。从其制作工艺上来看，阿司匹林肠溶片外有一层耐酸包衣，可保护其在胃内酸性环境不被溶解，到达小肠碱性环境缓慢释放，以减少其不良反应，所以不建议掰开服用。空腹服用可缩短其在胃内停留时间，使其顺利到达小肠部位，利于药物吸收，提高生物利用度，而在饭后服用会与食物中碱性物质混合且停留时间长，可能增加胃肠道不良反应的发生风险。

第四节　阿司匹林的替代药物有哪些？

一、氯吡格雷

氯吡格雷是抑制血小板聚集的药物，用于预防和治疗因血小板高聚集引起的心、脑及其他动脉循环障碍疾病，如近期发作的脑卒中、心肌梗死和确诊的外周动脉疾病。氯吡格雷是第二代噻吩吡啶类药物，是一个前体药物，需要经过肝脏细胞色素 P450 代谢，然后不可逆地抑制腺苷二磷酸受体从而发挥抗血小板作用。

二、替格瑞洛

替格瑞洛属于环戊三唑嘧啶类化合物，无须细胞色素 P450 代谢，能选择性、可逆性抑制腺苷二磷酸诱导的下游信号传递，从而发挥抗血小板的作用。欧洲 2021 年及 2024 年相关诊治指南将替格瑞洛的推荐级别列于氯吡格雷之前，在替格瑞洛不能使用的患者中才能使用氯吡格雷。

三、双嘧达莫

双嘧达莫最早用于临床是因其有舒张血管的作用。随后体外实验发现双嘧达莫可以抑制血小板聚集，因此逐渐被用作抗血小板药物。双嘧达莫的缺点是化学稳定性差、半衰期短，必须加倍剂量或者使用缓释剂才能维持抗血小板的作用。临床上用于脑卒中的预防时多采用低剂量阿司匹林双嘧达莫的复方缓释制剂。

四、吲哚布芬

吲哚布芬可以有效抑制血小板环加氧酶 1 的活性，与标准剂量的阿司匹林生化功能及临床效果相似。吲哚布芬还具有抗凝、舒张血管、抑制单核细胞组织因子、抗纤维化等多方面作用。

第五节　脑卒中患者都需要吃他汀类药物吗？

一、缺血性脑卒中

对于缺血性脑卒中分下列几种情况。

（1）对非心源性缺血性脑卒中 / 短暂性脑缺血发作患者，长期使用他汀类药物可以预防缺血性脑卒中 / 短暂性脑缺血发作的复发。

（2）对有动脉粥样硬化证据、低密度脂蛋白胆固醇 > 100 mg/dL（2.6 mmol/L）、无已知冠状动脉粥样硬化性心脏病（简称冠心病）的缺血性脑卒中 / 短暂性脑缺血发作患者，推荐降胆固醇治疗，推荐使用他汀类药物治疗。对于有动脉粥样硬化证

据的缺血性脑卒中 / 短暂性脑缺血发作患者，低密度脂蛋白胆固醇降低目标低密度脂蛋白胆固醇＜ 100 mg/dL（2.6 mmol/L），而伴有多种危险因素的极高危患者，低密度脂蛋白胆固醇目标值低密度脂蛋白胆固醇＜ 70 mg/dL（1.8 mmol/L）或较基础值下降≥ 50%。

（3）对缺血性脑卒中 / 短暂性脑缺血发作患者，考虑其病因可能是动脉粥样硬化所致，即使低密度脂蛋白胆固醇水平正常、无冠心病或无动脉粥样硬化证据，也应考虑使用他汀类药物治疗以降低血管性事件的发生风险。

（4）服用他汀类药物达到最大治疗剂量但低密度脂蛋白胆固醇仍无法达标的患者或有他汀类药物禁忌证或不耐受时，可以考虑联合或换用胆固醇吸收抑制剂或其他类降脂药物（Ⅲ级推荐，C 类证据）。

（5）合并糖尿病的脑卒中患者，无论其基线低密度脂蛋白胆固醇水平如何，均应在生活方式干预基础上加用他汀类药物治疗。低密度脂蛋白胆固醇治疗目标＜ 70 mg/dL（1.8 mmol/L）或低密度脂蛋白胆固醇较基础值降低 30% ～ 40%。

二、出血性脑卒中

对于出血性脑卒中的患者，在疾病的早期阶段，通常不推荐使用他汀类药物，因为有研究表明他汀类药物可能会增加脑出血风险。然而，随着时间的推移，如果患者的血管状况得到改善，且没有其他严重的出血风险，他汀类药物可以通过预防动脉粥样硬化、稳定斑块等作用，达到改善患者的神经功能缺损、预防缺血性事件再发生等目的，有利于预防患者脑卒中的复发。医生通常会根据患者动脉粥样硬化的情况、既往心脑血管病的情况及体内总胆固醇及低密度脂蛋白水平来确定具体的用药剂量。使用他汀类药物的同时，要注意定期复查肝功能、肾功能及血脂、血糖，监测用药情况和预防不良反应的发生。

第六节　服用他汀类药物需要注意哪些方面?

一、他汀类药物的作用

他汀类药物是目前最有效的降脂药物，不仅能强效地降低总胆固醇和低密度脂蛋白，而且能在一定程度上降低甘油三酯，还能升高高密度脂蛋白，所以他汀类药物也可以称为较全面的调脂药，也是《中国脑血管病临床管理指南（第 2 版）》推荐的首选降脂药物。常用的他汀类药物有 7 种，分别为辛伐他汀、洛伐他汀、普伐他汀、氟伐他汀、阿托伐他汀、瑞舒伐他汀，以及匹伐他汀。

这些他汀类药物的作用相同，作用强度及代谢途径不同。

二、他汀类药物服用时长

对于已经发生动脉粥样硬化性心脑血管疾病的这3类患者——冠心病（心绞痛、心肌梗死）、缺血性脑卒中（脑梗死）、外周动脉粥样硬化患者，需要长期服用他汀类药物，若无禁忌或不耐受，是不能停药的（图1.2）。

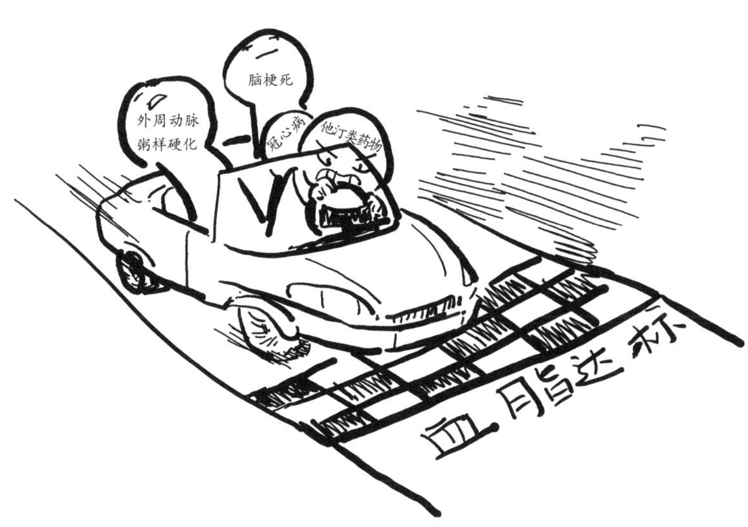

图1.2　需要长期服用他汀类药物的疾病

第七节　他汀类药物的同类药物有哪些?

一、血脂康

主要成分：红曲。具有调节异常血脂的作用，可降低血胆固醇、甘油三酯、低密度脂蛋白胆固醇和升高高密度脂蛋白胆固醇；抑制动脉粥样硬化斑块的形成，保护血管内皮细胞，抑制脂质在肝脏沉积。

二、脂必泰

主要成分：山楂、泽泻、白术、红曲。用于治疗痰瘀互结、气血不利所致的高脂血症。

三、依洛尤单抗

依洛尤单抗是一种单克隆免疫球蛋白 G2（IgG2），对人前蛋白转化酶枯草溶菌素 kexin9 型（PCSK9）起作用。分子量大约为 144 kDa，由转基因哺乳动物细胞产生。适用于纯合子型家族性高胆固醇血症，可与饮食疗法和其他降低密度脂蛋白的药物（如他汀类药物）合用。

四、英克司兰钠

英克司兰钠也是俗称的降脂疫苗，使用间隔可以延长到每6个月一次，也是皮下给药，适应证和依洛尤单抗、阿利西尤单抗一致。它是一种小干扰RNA（siRNA）药物，可以抑制肝脏中合成低密度脂蛋白胆固醇的酶的基因表达。

第八节 脑卒中后需要立刻降压吗？

一般认为，对于高血压脑卒中的患者，在不影响脑灌注的情况下，应尽早启动降压治疗，降压可以偏积极，让血压达标，以减少再出血或者血肿扩大的风险，减少水肿增加的风险。如出血量大、脑水肿明显时，不能积极降压。

对于缺血性脑卒中（脑梗死）患者，要根据不同情况进行分类。总体来说，在24小时之后到数天之内启动降压治疗应该都是合适的，以血压每天的降幅不超过15%为宜。但是，对于明确的由血管狭窄导致的低血流动力学脑梗死，降压治疗要慎重。如果已排除低血流动力学梗死，1～3天都可以启动降压，只是降压幅度不要太大。如果是明确的血管狭窄，伴有低血流动力学的脑梗死，在进行急性取栓、放置急性球囊支架或血管成形术的干预之后，启动降压的时机都可以提前。

脑梗死溶栓后，患者的血压应控制在 170/180 mmHg 以下，减少溶栓后颅内出血转化。也就是说，对于所有的脑卒中患者，血压控制应该积极一些。对于刚发生脑梗死未溶栓又未做任何再通治疗的情况，作为保留脑灌注开通侧支循环代偿措施，可能存在反射性血压升高的情况，因此血压要维持在适当高的水平（图 1.3）。

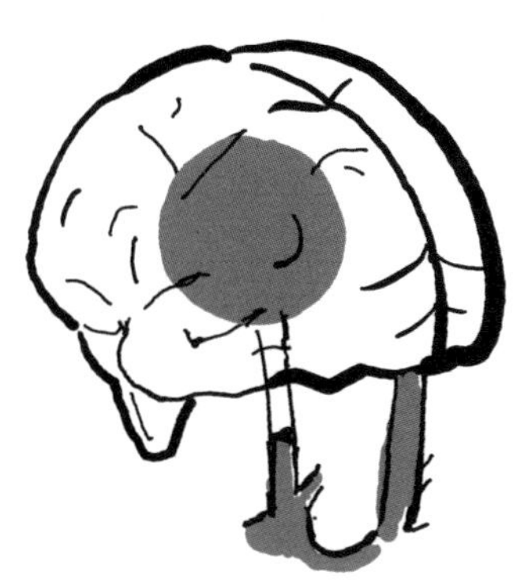

保留脑灌注

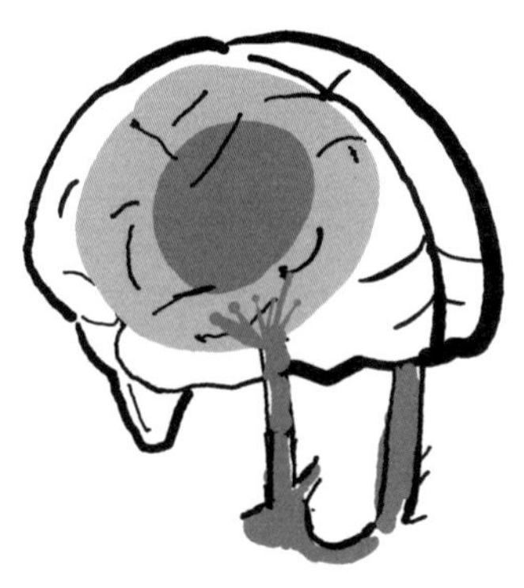

溶栓患者预防向出血转化

图 1.3　脑卒中患者的治疗

第九节　脑卒中合并高血压时，服用降压药物有什么注意事项？

虽然医生常会说，诊断高血压的标准是收缩压（高压）> 140 mmHg，舒张压（低压）> 90 mmHg，但不同年龄的正常血压标准也是不一样的，来对照一下您的血压是否正常吧（表 1.1）！

表 1.1　各个年龄段人群的血压数值

年龄（岁）	平均正常血压参考值（mmHg）	
	男性	女性
16 ～ 20	115/73	110/70
21 ～ 25	115/73	110/71
26 ～ 30	115/73	112/73
31 ～ 35	117/76	114/74
36 ～ 40	120/80	116/76
41 ～ 45	124/81	122/78
46 ～ 50	128/82	128/79
51 ～ 55	134/84	134/80
56 ～ 60	137/84	139/82
61 ～ 65	148/86	145/83

大多数高血压起病缓慢，没有特殊的临床表现，部分患者在血压很高的时候才有头晕、头痛、视物模糊等表现，这些表现在血压下降后即可消失。降压药作用时间有限，每天都会代谢分解，因此只能暂时控制血压，并不能根治高血压，多数人需要终身服药来控制血压！

有关降压药是否可以掰开服用的问题，不可一概而论。如果不具有缓释或控释作用的复方制剂是可以掰开服用的。但以下降压药不能掰开服用。

（1）缓释片（除琥珀酸美托洛尔缓释片）：由高分子薄膜包衣制成，它能使降压药药物剂量释放缓慢且持久，保证药效持续存在，避免血压波动。每片缓释片的药物含量是普通片剂的 1.5 ～ 3 倍，如果把缓释片掰开、研碎了，就会使药物迅速释放，引起血压骤降。

（2）控释片：可在 24 小时内恒速释放药物剂量，而且不受胃肠道蠕动和酸碱度的影响。如果将药物掰开，药物剂量会在很短的时间内释放，初期血压降得快而后期却控制不住血压，达不到 24 小时平稳降压的作用。

（3）胶囊：去掉胶囊壳会丢失一部分药物，导致剂量不足，不利于治疗。一旦掰开服用，缓控释系统就会遭到破坏，不但不能达到缓慢释放药物剂量、平稳降压的目的，还会引起药物剂量的突释，造成血压骤降，引发心脑血管事件。

至于降压药什么时候服用更合适，也需要结合具体的血压波动规律及药物类型（长效、中效还是短效）等多种因素而定。规律服用降压药是控制高血压有效的方法，然而很多人在服用降压药物时，并不能掌握什么时间服用比较好，从而导致血压控制不理想或不良反应增加。

第十节　脑卒中后需要把血糖控制在什么水平？

脑卒中后高血糖可通过破坏血脑屏障、增加氧化应激、释放一氧化碳等血管活性物质、抑制血管扩张等加剧脑组织水肿及脑细胞坏死。此外，低血糖也可直接导致脑缺血损伤、加重脑水肿，且与脑卒中的出血转化存在潜在的联系。因此，在降糖的同时要保证安全，减少血糖波动，避免发生低血糖事件。

鉴于血糖异常对脑卒中患者的严重危害性，患者应加强血糖管理。在脑卒中急性期，可将血糖控制在 7.8 ～ 10.0 mmol/L，当血糖＞ 10.0 mmol/L 时应行降糖治疗，首选胰岛素；当血糖＜ 3.9 mmol/L 时，应调整降糖方案，避免低血糖事件的发生；当血糖＜ 3.3 mmol/L 时，应及时行补糖治疗。

脑卒中后血糖的长期管理，建议空腹血糖控制在 4.4 ～

7.0 mmol/L，餐后血糖＜ 10.0 mmol/L，糖化血红蛋白＜ 7.0%；在无低血糖或其他不良反应的前提下，发病时间短、预期寿命长、无并发症、未合并心血管疾病的人，糖化血红蛋白控制目标＜ 6.5%；有严重低血糖发生史、预期寿命短、有严重并发症，以及糖尿病病史长、多种药物联合治疗后血糖仍难以控制的人，糖化血红蛋白控制目标＜ 8.0%。脑卒中患者无论是否有糖尿病病史，早期血糖控制均有利于改善脑卒中，同时，加强血糖管理可有效降低脑卒中后遗症的发生率。

第十一节　脑卒中合并糖尿病时，使用降糖药物有什么注意事项？

糖尿病是一种长期慢性疾病，一旦确诊便难以根治，患者需要长期规律服用降糖药物，将血糖控制在合理范围内，防止脑卒中病情的恶化或复发。常使用的降糖药物有二甲双胍类、磺脲类、格列奈类、α- 葡萄糖苷酶抑制剂等。药物使用过程中注意不可自行停药，每日须固定时间服用，先单药使用，根据一段时间内的血糖水平进行调整，增加药物剂量或者联合使用其他降糖药物，使血糖控制在预期水平内，减少并发症的发生。

对于糖尿病合并脑卒中的患者，应根据个人情况制定不同的降糖目标。血糖的控制在糖尿病代谢管理中具有重要的意义。糖化血红蛋白是反映血糖控制状况最主要的指标，推荐大多数非妊娠成年糖尿病患者糖化血红蛋白的控制目标＜7%。糖化血红蛋白虽然是反映血糖控制状况的“金标准”，但既不能反映即刻血糖水平，也不能反映血糖的波动情况，因此自我血糖监测和持续葡萄糖监测可以很好地弥补上述不足。

糖尿病的治疗策略应该是综合性的，包括血糖、血压、血脂、体重的控制，以及生活方式的改善等，这是一项长程的监测，需要患者自己配合，医生监督，将血糖控制在理想范围内，降低脑卒中再发风险，提高患者生活质量！

第十二节 脑卒中合并高同型半胱氨酸血症如何进行药物治疗？

同型半胱氨酸是蛋氨酸脱甲基代谢过程中产生的中间代谢产物，当血浆同型半胱氨酸浓度高于 10 μmol/L 时，称为高同型半胱氨酸血症。高同型半胱氨酸血症是脑卒中的一个重要独立危险因素，并且高同型半胱氨酸血症患者脑卒中发生风险较正常人增加 7.2 倍，同型半胱氨酸浓度降低 25% 可使脑卒中的复发风险降低 11% ～ 16%。

大量研究资料均显示，外周血同型半胱氨酸水平与机体内叶酸、维生素 B_{12} 和维生素 B_6 含量呈明显的负相关关系，由此说明叶酸及 B 族维生素可以有效降低外周血同型半胱氨酸浓度。营养治疗如下。

（1）叶酸：每日补充 0.8 mg 叶酸是降低同型半胱氨酸的最佳剂量。

（2）维生素 B_6、维生素 B_{12} 和叶酸联合有显著的作用。

（3）天然甜菜碱：餐后补充天然甜菜碱比叶酸效果更好。

（4）胆碱：少部分胆碱在肝脏和肾脏中可以不可逆的转化为甜菜碱。

（5）联合补充：复合营养剂与单独补充叶酸相比可以多降低 20% ～ 30% 的同型半胱氨酸水平。《中国营养科学全书》建议 3+X 的复合营养素方案，天然甜菜碱 + 叶酸 + 维生素 B_6 + 辅助营养素。《高血压学》推荐每天补充 1000 mg 天然甜菜碱、0.8 mg 叶酸、2.8 mg 维生素 B_2、2.8 mg 维生素 B_6 及 4.8 μg 维生素 B_{12} 的降同型半胱氨酸方案。目前叶酸联合 B 族维生素的干预治疗方法因其经济、实用、安全的特点已经得到临床的普遍应用。

生活中要杜绝不良生活习惯，防止血浆同型半胱氨酸水平增高。建议患者采用健康的生活方式，戒烟、限酒、合理膳食、增加运动量。

综上所述，脑卒中患者需要监测同型半胱氨酸水平，如果发现同型半胱氨酸水平增高，建议及时复查，在医生的指导下选择合适的药物。

第十三节　脑卒中合并高尿酸血症如何进行药物治疗?

血尿酸＞420 μmol/L 是脑卒中的独立危险因素，尿酸具有促氧化作用，与颈动脉及冠状动脉硬化的发生有关。高尿酸血症是我国人群缺血性脑卒中的独立危险因素，对高尿酸血症进行长期管理，有效降低血尿酸水平可以减少缺血性脑卒中的发生及不良预后。高尿酸血症患者合并脑卒中或经评估具有脑卒中高危因素，需要考虑药物治疗。

目前临床上常用的降尿酸药物有减少尿酸生成的药物别嘌醇和非布司他，促进尿酸排泄的药物苯溴马隆。一般单一用药即可，如果严重的高尿酸血症单一用药效果不理想，可以联合用药，建议非布司他与苯溴马隆联合，不建议非布司他与别嘌醇联合。

总之，高尿酸血症是一种代谢性疾病，而临床上有些患者合并多种代谢性疾病，药物治疗时会互相影响，建议多向专业医生咨询，选择合适的药物。

第十四节　脑出血后为什么不用止血药?

脑出血一般是脑实质出血，其主要的原因是脑细小动脉在长期高血压等作用下发生玻璃样变性、纤维素样坏死，甚至形成微动脉瘤或夹层动脉瘤，当血压剧烈波动或者其他原因造成突然破裂而导致出血，其与凝血障碍关系不大。研究显示对于高血压脑出血给予止血治疗并无充分的理论依据，同时有引起血肿周边及其他部位循环障碍的可能。但对病前曾接受溶栓和抗凝治疗、发病 24 小时内就诊的患者，可以考虑使用适当的止血药物。另外，如果凝血指标异常，如有出血和 / 或凝血时间延长者，则支持使用止血药物或者给予输血、冻干血浆治疗。针对血肿逐渐增大的脑出血患者，我们也可以根据情况尝试使用止血药。

第十五节　脑出血后为什么会用到甘露醇等能降低颅内压的药物？

脑出血造成高颅压可能的原因：血肿对脑组织的直接压迫，造成脑细胞损伤及脑细胞周围微循环障碍，从而引起脑细胞缺血、缺氧及内环境紊乱、离子失衡等；血液循环障碍、代谢紊乱、血脑屏障受损、血液分解产物等多种活性物质损害脑细胞；脑出血后血肿周围脑细胞血流下降，造成缺血改变而引起脑细胞损害；脑细胞受损害后出现细胞凋亡，凋亡的细胞及周边的活性成分诱发炎性反应，加重脑细胞水肿；血肿直接占位效应，使颅腔内容物迅速增加；颅腔为骨性结构，伸缩性差。

甘露醇作为单糖，在体内不被代谢，经肾小球滤过后在肾小管内甚少被重吸收，能起到渗透利尿作用，可以提高血浆渗透压，使组织内（包括眼、脑、脑脊液等）水分进入血管内，从而减轻组织水肿，降低颅内压和脑脊液容量及其压力。100 g 甘露醇可使 2000 mL 细胞内水转移至细胞外，尿钠排泄 50 g。因而在脑出血造成高颅压时通过输注甘露醇可帮助降低颅内压，防止脑疝发生，度过危险期。

第二章　脑卒中的手术治疗

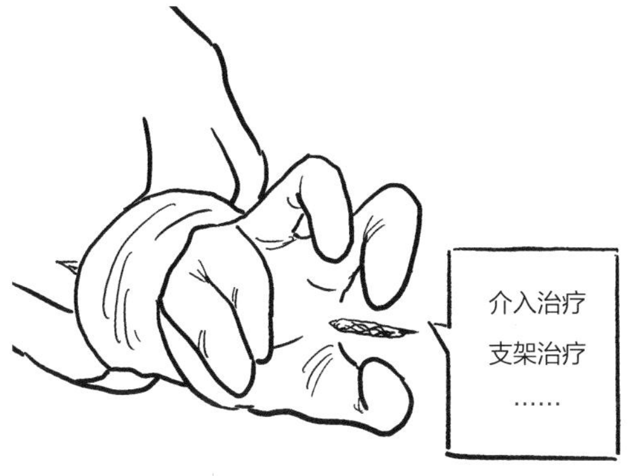

第一节　什么是介入治疗？包括哪些项目？

介入治疗是介于外科、内科治疗之间的新兴治疗方法。简单来讲，介入治疗就是不开刀暴露病灶的情况下，在血管、皮肤上做直径几毫米的微小通道，或经人体原有的管道，在影像设备（血管造影机、透视机、CT 机、MR 仪、B 超机）的引导下对病灶局部进行治疗的创伤最小的治疗方法。介入治疗全程在影像设备的引导和监视下进行，能够准确直接到达病变局部，同时创伤较小，因此具有准确、安全、高效、适应证广、并发症少等优点，现已成为一些疾病的首选治疗方法。

与内科治疗相比，介入治疗的优点在于药物可直接作用于病变部位，不仅可大大提高病变部位药物浓度，提高疗效，还可大大减少药物用量，减少药物的全身不良反应。介入治疗相对于外科治疗优点在于无须开刀，无创口或仅需几毫米的皮肤切口，就可完成治疗，创伤小；大部分患者只要局部麻醉而非全身麻醉，从而降低了麻醉的危险性；对正常组织的损伤小，患者恢复快、住院时间短；对于不能耐受手术的高龄危重患者或者无手术机会的患者，介入也能很好地治疗疾病。

介入治疗的技术很多，可以分为血管介入技术和非血管介入技术。大家都很熟悉的治疗脑梗死的冠状动脉造影、溶栓和支架植入就是典型的血管介入技术，而治疗肝癌、肺癌等肿瘤的经皮穿刺活检、射频消融、氩氦刀冷冻消融、放射性粒子植入等就属于非血管介入技术。

一、全脑血管造影术

数字减影血管造影是一项通过计算机进行辅助成像的X线血管造影技术。在检查过程中，应用计算机对两帧不同时相的数字化图像进行减影处理，消除两帧图像中骨骼、软组织等相同成分，得到只有造影剂充盈的血管图像。数字减影血管造影能全面、精确、动态地显示脑血管的结构和相关病变，被认为是诊断脑血管病的“金标准”。

二、脑血管支架植入

脑血管支架植入是指在管腔球囊扩张成形的基础上，在病变段植入内支架以达到支撑狭窄闭塞段血管，减少血管弹性回缩及再塑形，保持管腔血流通畅的目的。部分内支架还具有预防再狭窄的作用。血管狭窄处可用血管内支架来扩张脑血管治疗脑缺血，脑血管支架植入是治疗缺血性脑卒中的有效方法。

三、桥接治疗

脑梗死是急性脑血管病，能够打通动脉血管的治疗方案是静脉溶栓和动脉取栓。急性期静脉溶栓的治疗时间窗在4.5小时内，到医院完成相关检查后，直接用阿替普酶进行静脉溶栓。静脉溶栓之后如果没有溶开，可以桥接动脉取栓治疗，治疗时间窗一般是 24 小时之内。动脉取栓如果在 6 ～ 8 小时，可以不做特殊评估，假如时间超过 6 ～ 8 小时，但在 24 小时之内，这时候要评估取栓后是否能够获益。所以脑卒中发生后要第一时间到医院，越快越好。

第二节　什么是支架治疗？

脑卒中由脑血管狭窄引起的比例很高。脑血管狭窄有一项很重要的治疗方法就是在血管比较狭窄的位置植入支架，并不是所有的血管都能放支架，要进行非常专业的评估。除了评估血管狭窄的程度，还要评价狭窄血管供应的哪一块脑组织，以及相应区域血流的代偿情况，并且要看这一片脑组织脑实质的灌注是否存在严重的代偿不足。一般只能在大的血管里放支架，大的血管主要是指颈内动脉、椎动脉，包括大脑中动脉、基底动脉和椎动脉的颅内段，狭窄＞ 70%，有症状时，可以采用血管内的治疗方法来治疗。

脑血管狭窄手术的适应证：①症状性动脉狭窄，曾经得过脑梗死或者短暂性脑缺血发作，与血管狭窄有高度关系；②颈动脉狭窄和颅内动脉狭窄，体检发现的这种情况，狭窄＞70%。

第三节　什么是动脉瘤栓塞术?

颅内动脉瘤是脑内动脉壁的结构发育不良，或因脑外伤、动脉硬化造成动脉壁损伤或老化，使局部血管壁向外膨大形成的囊状瘤体。颅内动脉瘤极易在偶发的紧张、用力、疲劳等血压升高时突然发生破裂，所引起的颅内蛛网膜下腔出血及其导致的严重并发症对人生命和健康的威胁很大，死亡率和伤残率都很高。

颅内动脉瘤栓塞术是通过神经介入的方法做颅内动脉瘤治疗。首先在大腿根处腹股沟置入动脉鞘，导管通过体内血管到达颅内血管动脉瘤处。通过微导管将栓塞物质送入动脉瘤内，把动脉瘤完全栓塞，后期动脉瘤内血液形成血栓并机化，动脉瘤不再破裂，达到彻底治愈动脉瘤的效果，同时尽量保持载瘤动脉通畅。栓塞材料有可脱性球囊、可脱性微弹簧圈等。颅内动脉瘤栓塞术最大的优点是微创，对于严重病例或者年龄比较大、身体比较弱、不能进行开刀手术的人，可以通过神经介入的方法达到治疗动脉瘤的目的。

第四节　什么是去骨瓣减压术？

正常成人颅腔是由颅底骨和颅盖骨组成的腔体，有容纳和保护其内容物的作用。除了出入颅腔的血管系统及颅底孔与颅外相通外，可以把颅腔看作一个完全密闭的容器，颅脑外包裹着坚硬的颅骨。比较严重的脑卒中合并脑肿胀，颅内空间不足时，会压迫脑干呼吸循环中枢，导致死亡。因此，如何第一时间减轻颅内压、改善脑组织水肿、避免脑疝等不良临床事件发生显得尤为重要。这个时候我们就会选用去骨瓣减压术，在直视下对额、颞、顶叶及前、中颅窝的受损脑组织和/或血肿进行清除和术中止血，同时去除局部的颅骨，减轻脑膨出，达到充分减压的目的。使颅内组织有较大的代偿空间，有助于缓冲颅内压增高，顺利度过脑水肿高峰期。

第五节　什么是脑动脉搭桥术？

搭桥铺路可谓是生活中便利交通的好方法，但您见过在人体大脑内“搭桥”的手术吗？脑动脉搭桥术属于比较精细的手术，在额侧太阳穴轻触，可以感觉到皮下血管在搏动，这就是颞浅动脉，其主要供应头面部皮肤和肌肉的血液，而颅内脑组织的供血则来自颅内大脑中动脉。一般情况下，颞浅动脉和颅内血管没有沟通。搭桥手术就是把颞浅动脉和颅内大脑中动脉吻合起来，让颞浅动脉向颅内供血，或把颅内发生栓塞的血管通过重建侧支血管通路来改善脑缺血。

第六节 脑卒中造影检查、治疗风险大吗？

一、脑血管造影检查可能出现的风险

过敏反应（包括造影剂和麻醉剂）；严重心律失常，甚至危及生命（如室上性心动过速、心室颤动、心室停搏、急性心肌梗死、急性心力衰竭等）；感染（包括局部和全身）；颅内出血（包括动脉或静脉大出血）及穿刺局部血肿；操作部位血管损伤、出血，以及远端血管栓塞、破裂出血、动脉夹层；放射线可能造成损伤；手术后形成假性动脉瘤。

二、脑血管介入治疗可能出现的风险

在搬运、麻醉、准备过程中，可能出现颅内血栓脱落或血管破裂出血危及生命；因使用肝素等抗凝药物，造成凝血机制障碍，可能出现出血；介入器材在血管内可以诱发血栓，造成脑及其他脏器的栓塞；操作部位及相关部位的血管痉挛、斑块脱落、栓塞夹层或出血造成偏瘫、失语等相应部位的功能缺失，甚至造成生命危险或植物状态；放置支架移位、塌陷造成功能血管的闭塞，甚至导致生命危险；因血流动力学改变，造成出血或缺血，严重者可造成残疾或死亡；术后支架斑块再次形成造成血管狭窄，症状不缓解甚至加重；术后脑灌注过度，造成脑出血需急诊手术或危及生命。

第七节　介入检查、治疗后需要注意什么?

一、术后 72 小时内注意事项

行动脉穿刺者卧床 24 小时，肢体制动时应绝对卧床休息。术后需要平卧休息，保持穿刺部位的肢体制动，伤口局部沙袋压迫，防止伤口出血，动脉穿刺伤口压迫 6 ～ 8 小时，静脉穿刺伤口压

迫 2 小时。术侧肢体术后 2 小时可行被动按摩，健侧肢体可适当活动；术后 12 小时可平行移动，床头可抬高 20°～ 30°；解除制动后宜在床上坐 20 ～ 30 分钟，无头昏、乏力等不适，可慢慢下床活动。术后应少量多次饮用温水。术后制动期间应食易消化的半流质食物，如稀饭、面条等，避免吃刺激性及易导致胀气的食物，不要吃含糖食物、牛奶等。解除制动后，请严格执行“三个安全 3 分钟”（床上坐 3 分钟 - 床边坐 3 分钟 - 床边站 3 分钟），解除制动 48 小时内减少活动。

二、出院后注意事项

（1）日常注意：注意休息，加强营养，防寒保暖，积极防治呼吸道感染，3 个月内避免剧烈运动。

（2）用药及其他治疗：6 个月内如因其他疾病需使用相关药物或行特殊性治疗时，应向医生说明手术及服药情况，在医生指导下进行。

（3）复诊与随诊：术后 1、3、6、12 个月复查心脏超声、胸片、心电图，根据复查情况调整用药及确定下次复查时间。

（4）用药观察：用药期间若出现皮肤淤血、牙龈或鼻腔出血、腹痛等不适症状，应立即停药并复诊。

第三章　脑卒中的中医治疗

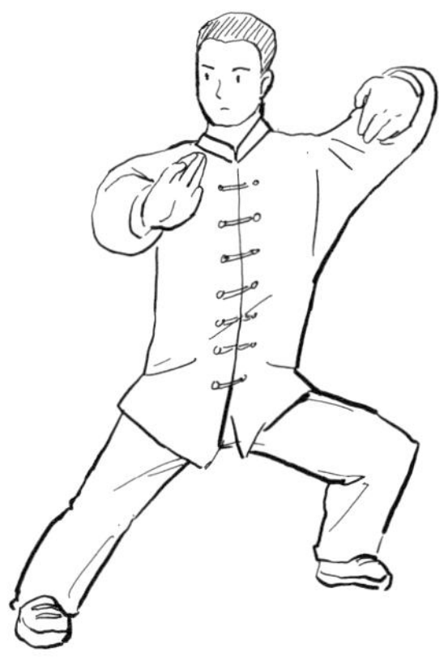

第一节 脑卒中的辨证施治

首先辨中经络还是中脏腑，其中中经络分为风痰阻络证、风阳上扰证、阴虚风动证，中脏腑又分闭证和脱证。

一、中经络

（一）风痰阻络证

风痰阻络证表现为肌肤不仁，手足麻木，突然发生口眼歪斜，言语不利，口角流涎，舌强语謇，甚则半身不遂，或伴恶寒，发热，手足拘挛，关节酸痛，舌苔薄白，脉浮。宜祛风化痰通络。

（二）风阳上扰证

风阳上扰证表现为平素头晕头痛，耳鸣目眩，突然发生口眼歪斜，舌强语謇，或手足活动不利，甚则半身不遂，舌质红，苔黄，脉弦。宜平肝潜阳，活血通络。

（三）阴虚风动证

阴虚风动证表现为平素头晕耳鸣，腰酸，突然发生口眼歪斜，言语不利，甚或半身不遂，舌红苔少，或兼见苔腻，脉弦细数。宜滋阴潜阳，息风通络。

二、中脏腑

（一）闭证

突然昏仆，不省人事，牙关紧闭，口噤不开，两手握固，大小便闭，肢体强痉。阳闭者兼见面赤身热，气粗口臭，躁扰不宁，苔黄腻，脉弦滑而数；阴闭者兼见面白唇暗，静卧烦，四肢不温，痰涎壅盛，苔白腻，脉沉滑缓。宜息风化痰，开窍。

（二）脱证

突然昏仆，不省人事，目合口张，鼻鼾息微，手撒肢冷，汗多，大小便自遗，肢体软瘫，舌痿软，脉细弱或脉微欲。宜益气回阳，救阴固脱。

三、后遗症期

（一）风痰瘀阻证

口眼歪斜，舌强语謇，或失语，半身不遂，或身体麻木，舌暗或紫或瘀暗，苔腻，脉弦滑。宜息风化痰，活血通络。

（二）气虚络瘀证

半身不遂，肢软无力，或伴口眼歪斜或语言謇涩，面色萎黄，舌质淡紫或有瘀斑，苔薄白，脉细涩或细弱。宜益气活血通络。

（三）肝肾亏虚证

半身不遂，患肢僵硬，拘挛变形，舌强不语，或偏瘫肢体肌肉萎缩，舌红，脉细，或舌淡红，脉沉细。宜滋养肝肾。

第二节　脑卒中的中医名家验方

一、大秦艽汤

秦艽、甘草、川芎、当归、白芍、细辛、川羌活、防风、黄芩、石膏、白芷、白术、生地黄、熟地黄、茯苓、独活。

二、牵正散

白附子、白僵蚕、全蝎。

三、镇肝熄风汤

怀牛膝、生赭石、生龙骨、生牡蛎、生龟板、白芍、玄参、天冬、川楝子、生麦芽、茵陈、甘草。

四、天麻钩藤汤

天麻、钩藤、生决明子、山栀、黄芩、川牛膝、杜仲、益母草、桑寄生、夜交藤、朱茯神。

五、补阳还五汤

黄芪、当归尾、赤芍、地龙、川芎、红花、桃仁。

六、大定风珠

生白芍、阿胶、生龟板、干地黄、麻仁、五味子、生牡蛎、麦冬、炙甘草、鸡子黄、鳖甲。

第三节 针灸治疗

一、疏通经络

针灸的疏通经络作用就是可使瘀阻的经络通畅而发挥其正常生理功能，是针灸最基本和最直接的治疗作用。经络“内属于腑脏，外络于肢节”，运行气血是其主要生理功能之一。经络功能正常时，气血运行通畅，脏腑器官、体表肌肤及四肢百骸得以濡养，均可发挥其正常的生理功能。若经络功能失常，气血运行受阻，则会影响人体正常的生理功能，出现病理变化而引起疾病的发生。

二、调和阴阳

针灸调和阴阳的作用就是使机体从阴阳的失衡状态向平衡状态转化，是针灸治疗最终要达到的根本目的。阴阳学说是中医基础理论的重要内容，对认识疾病、辨证论治等均具有重要的指导意义。疾病的发生机制是极其复杂的，但从总体上可归纳为阴阳失调。若因六淫、七情等因素导致人体阴阳的偏盛偏衰，失去相对平衡，就会使脏腑经络功能活动失常，从而引起疾病。

三、扶正祛邪

针灸的扶正祛邪作用就是可扶助机体正气及祛除病邪。

第四节 足浴

人体的双足都客观存在着与人体各脏腑器官相对应的区域，即反射区。足部反射区，特别是“大脑”“小脑”“脑干”，通过温热刺激，可促进药物吸收，在反射区刺激感应和药物的双重作用下加快足部血液循环，减少局部肌张力，疏通经脉，消除疲劳，调和气血阴阳，调节脏腑。中医学认为，人有四根：耳、鼻、乳、足。足乃精气之根，古人将人之脚喻作树之根，正可谓“树枯根先竭，人老足先衰”。同时足部的末梢神经及毛细血管都比较丰富，中药足浴时通过刺激这些穴位扩张足部血管，加速血液循环，增强神经灵敏度，促进药物分子的进入，使药性可以迅速地通过经络输布到整个机体。下面介绍几个足浴方法。

肢体障碍（风痰瘀阻）足浴方：川芎 30 g，乳香 30 g，没药 30 g，红花 30 g，透骨草 30 g，艾叶 30 g。

柔筋活络足浴方：桑枝 20 g，秦艽 10 g，木瓜 20 g，桂枝

10 g，红花 15 g，桃仁 10 g，艾叶 20 g，海风藤 20 g，鸡血藤 20 g，海桐皮 20 g。

失眠足浴方：酸枣仁 20 g，生龙骨 20 g，丹参 30 g，首乌藤 15 g，合欢皮 15 g，茯神 15g。

足浴方法：先将中药原药材放入专用全自动电中药煲中（容量 6 L），先武火 10 分钟再文火 50 分钟，共 1 小时，制成中药足浴液 500 mL。中药足浴液 500 mL 连同药渣（用纱布袋包好）一起倒入足浴桶（木桶）内；再加 50 ℃温水 2500 mL，进行足浴。水温计测量温度 38 ～ 43 ℃，患者将双脚放入足浴桶内浸泡 20 分钟。

注意事项：①饭前、饭后 1 小时泡洗或每晚 19 : 00 ～ 21 : 00 泡洗，空腹时不宜泡洗。②在足浴过程中，患者出现红疹、瘙痒、汗出、头晕目眩等症状，及时观察。③足浴后用毛巾擦干皮肤，特别注意保持趾间皮肤干燥。④糖尿病患者一定注意温度的掌握，避免烫伤，足浴后予患者饮温开水 200 mL。

第五节　艾灸

艾灸具有温经散寒、扶阳固脱、消瘀散结和防病保健的作用。

生活中我们常用艾条灸，简单易操作。悬起灸是艾条灸中最常见且相对安全的方法，悬起灸又分为温和灸、雀啄灸和回旋灸。

一、温和灸

施灸时将艾条的一端点燃，对准应灸的腧穴部位或患处，距皮肤 2 ～ 3 cm，进行熏烤，使患者局部有温热感而无灼痛为宜（老年人、糖尿病患者及温度感觉差的尤其要注意，艾灸时要让家属将自己的拇指、示指并拢置于施灸部位去感受温度），一般每处灸 10 ～ 15 分钟，至皮肤出现红晕为度。

二、雀啄灸

施灸时，艾条点燃的一端与施灸部位的皮肤并不固定在一定距离，而是像鸟雀啄食一样，一上一下活动地施灸。

三、回旋灸

施灸时，艾条点燃的一端与施灸部位的皮肤虽然保持一定的距离，但不固定，而是向左右方向移动或反复旋转地施灸。

第六节　家庭按摩法

脑卒中后引起的肢体功能障碍伴随肌力下降，甚则半身不遂，难以移动，久而久之气血不通，不通则痛，随之功能下降。下面我们主要详细介绍患者居家可操作的几种按摩方法，主要有揉法、抹法、拿法、捏法。

一、揉法

家属以指、掌、掌根、大鱼际、四指近侧指间关节背侧突起部、前臂尺侧肌群肌腹或肘尖为着力点，在治疗部位带动受术皮肤一起做轻柔缓和的回旋动作，使皮下组织层之间产生内摩擦的手法，即为揉法。我们可选择中指揉法、拇指揉法、掌揉法、掌根揉法、肘揉法、拳揉法等。有消肿止痛、温经通络的功效，肌肉丰厚部位均可施此法。

二、抹法

家属可用双手或单手拇指螺纹面或手掌面着力，轻按于治疗部位，沿直线轻轻地做单向摩擦移动，如抹手部：患者仰卧位，家属用双手握其患侧手背或手掌部，做上下、左右方向的往返抹法。可以起到舒筋通络、行气活血的作用，缓解手部肿痛麻木的症状。

三、拿法

家属用拇指与示、中二指，或其余四指，或全掌缓缓地对称用力，将治疗部位夹持提起，并同时捻搓揉握，可用拇指与示、中二指操作的三指拿法，也可采用拇指与其余四指着力操作的五指拿法，如拿肱二头肌或肱三头肌、拿小腿腓肠肌。

四、捏法

患者用拇指与屈曲成弓状的示指中节桡侧面着力或拇指和示、中指指面用力，将治疗部位的皮肤夹持，提起，并向前捻搓的一种手法，称为捏法。可选用拇指和示、中指着力。也可以用三指捏法或五指捏法（拇指和余四指以全掌着力），同样可以捏肱二头肌、肱三头肌、小腿腓肠肌，具有舒筋通络、行气活血、解除疲劳的作用。

第七节　简化太极拳

二十四式太极拳也被称为简化太极拳（图 3.1），是国家体育运动委员会（现为国家体育总局）于 1956 年组织太极拳专家汲取杨式太极拳之精华编排而成的。全套共 24 个动作，相对传统太极拳套路来讲，其动作精练，内容简明，易学易练，成为较为普遍的健身拳术。其为综合了历代各家拳法，结合了古代的导引术和吐纳术，吸取了古典哲学和传统的中医理论而形成的一种内外兼练、柔和、缓慢、轻灵的拳术。经常练习太极拳可以强身健体、提高身体协调性和灵活性。

第八节　传统八段锦

传统八段锦是一种健身功法，由 8 种动作组成，每种动作都有其独特的健身效果（图 3.2）。传统八段锦动作柔和缓慢、圆活连贯，注重呼吸配合和意念引导，适合各个年龄段的人群练习。经常练习八段锦可以调理身体气机，改善血液循环，增强身体柔韧性和力量，提高身体免疫力，达到健身养生的效果。

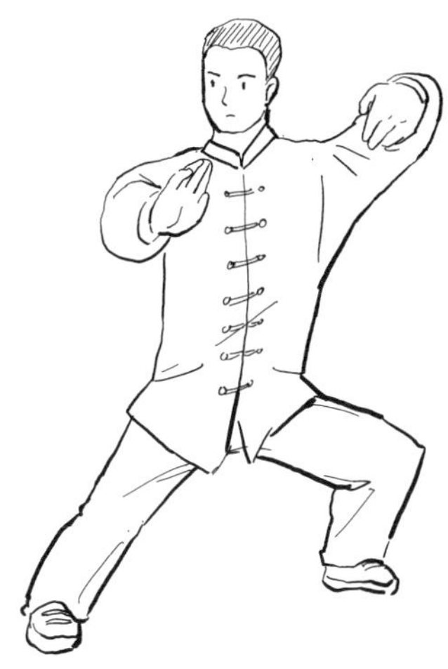

图 3.1　太极拳

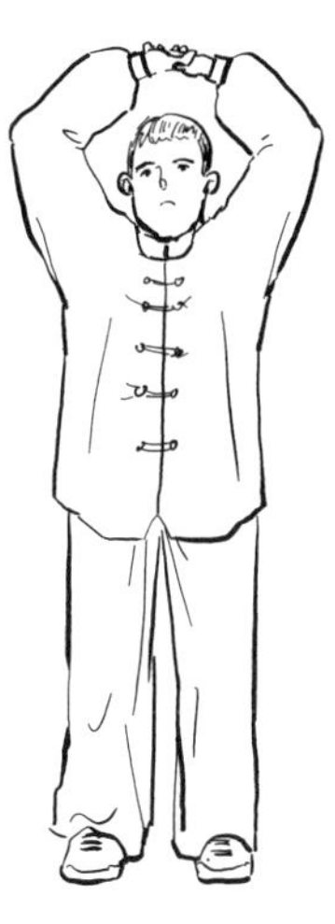

图 3.2　八段锦

第九节　中医常用药膳

脑卒中急性期过后，患者肢体痿废，气血双亏，可适量增加一些动物性食品，如猪、鸭的瘦肉及鸡蛋，但不宜食用羊、牛等肥厚“发物”。总体来讲，脑卒中患者宜节制饮食，防止肥胖；忌食肥甘厚味，以免助湿生痰；多吃清淡食物，如新鲜蔬菜、水果及富含植物蛋白的豆类制品等。

一、肝阳暴亢，风火上扰

主症：半身不遂，口舌歪斜，舌强语謇或不语，偏身麻木，头痛，面红目赤，口苦咽干，心烦易怒，尿赤便干，舌质红或绛红，舌苔薄黄，脉弦有力。

治法：平肝泻火通络。

膳方举例：蚯蚓炒鸡蛋。

配方：活蚯蚓 2 ～ 3 条，鸡蛋 2 个，食油、盐适量。

制作：将 2 ～ 3 条活蚯蚓放盆内，使其排出体内污泥，再剖开洗净切断，鸡蛋去壳，与蚯蚓同放碗内搅拌后，锅内放油烧热同炒熟。

分析：蚯蚓性寒，味咸，解热，泻火，平肝定惊，通络利尿。

二、风痰瘀血，痹阻脉络

主症：半身不遂，口舌歪斜，舌强语謇或不语，偏身麻木，头晕目眩，舌质薄白或白腻，脉弦滑。

治法：化痰通络。

膳方举例：鲜蘑萝卜条。

配方：白萝卜 500 g，鲜蘑菇 100 g，豆油、精盐、味精、姜末、淀粉、白糖、黄酒适量。

分析：蘑菇益肠胃，化痰理气，安神降压。现代研究证实，鲜蘑菇中含有的胰蛋白酶、麦芽糖酶有助消化作用，酪氨酸酶是蘑菇中降血压的有效成分，所含维生素 B 有降低胆固醇的作用。萝卜味辛甘，善消谷和中化痰。二者合用，共奏消食化痰、理气安神、降血压的功效。

用法：佐餐食用。

三、痰热腑实，风痰上扰

主症：半身不遂，口舌歪斜，舌强语謇或不语，偏身麻木，腹胀便干便秘，头晕目眩，咳痰或痰多，舌质暗红，或暗淡，苔黄或黄腻，脉弦滑或弦滑而大。

治法：通腑化痰。

膳方举例：竹沥粥。

配方：竹沥 100 ～ 150 g，粳米 50 g。

分析：竹沥味甘，性大寒，入心、肺、胃经，功能养血滋阴，消风降火，清热化痰，镇惊利窍；粳米性味甘平，可补脾胃、益五脏、壮气力。二者共用清热化痰，通腑开窍。

四、气虚血瘀

主症：半身不遂，口舌歪斜，舌强语謇或不语，偏身麻木，面色㿠白，气短乏力，口流涎，自汗出，心悸便溏，手足肿胀，舌质暗淡，舌苔薄白或白腻，脉沉细、细缓或细弦。

治法：益气活血。

膳方举例：枸杞桃仁鸡丁。

配方：枸杞 90 g，核桃仁 50 g，嫩鸡肉 600 g，鸡蛋 3 个，鸡汤 150 g，猪油 200 g，食盐、味精、白糖、胡椒粉、芝麻油、淀粉、绍酒、葱、姜、蒜适量。

分析：本方用枸杞子益精明目，核桃仁补肺益气活血，二者均能抗老益寿；主食嫩鸡肉营养丰富，补养气血。药食合用，共奏补肾壮阳、益气活血、明目健身之功。

五、阴虚风动

主症：半身不遂，口舌歪斜，舌强语謇或不语，偏身麻木，烦躁失眠，眩晕耳鸣，手足心热，舌质红绛或暗，少苔或无苔，脉细弦或细弦数。

治法：育阴息风。

膳方举例：银耳羹。

配方：银耳 20 g，冰糖 175 g。

分析：银耳性平味甘，功能滋阴润肺；冰糖具有补中益气、和胃润肺之效。二者共用，常食可滋阴健身、益寿延年。

第四章　脑卒中的新质医疗方法

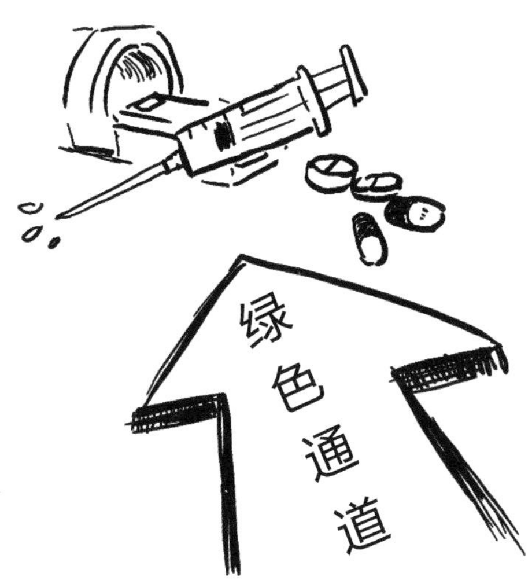

第一节　脑卒中的静脉溶栓

急性缺血性脑卒中早期静脉溶栓治疗既是开通闭塞血管的重要手段，也是其超急性期治疗的基石。静脉溶栓，顾名思义就是通过静脉系统输入溶栓药物，使血栓溶解、血管再通，从而改善脑组织的缺血症状。

一、脑卒中静脉溶栓的选择

并不是每一位缺血性脑卒中患者都可以接受静脉溶栓治疗，只有距离发病时间在 4.5 小时内就诊并完成溶栓前检查且适合进行溶栓的患者才有可能进行静脉溶栓治疗。若要确定患者是否适合溶栓治疗，需要对患者进行必要的神经系统评价和快速的神经影像学检查。另外，对急性脑卒中患者进行溶栓治疗需要一整套支持系统，包括急救服务、脑卒中神经病学、重症监护病房、神经影像和神经外科。对急性缺血性脑卒中患者而言，时间就是大脑，为了尽可能早地给予静脉溶栓治疗，从患者入院到实施溶栓药物输注的时间应当尽可能控制在 60 分钟之内。接下来我们看看哪一部分患者适合静脉溶栓治疗。

重组组织型纤溶酶原激活剂静脉溶栓的适应证、禁忌证及相对禁忌证如下。

（一）3 小时内

1. 适应证

（1）有缺血性脑卒中导致的神经功能缺损症状。

（2）发病 3 小时以内。

（3）年龄≥ 18 岁。

（4）患者或家属签署知情同意书。

2. 禁忌证

（1）近 3 个月有重大颅外伤史或脑卒中史，有颅内或椎管内手术史。

（2）可疑蛛网膜下腔出血。

（3）既往颅内出血。

（4）近一周内有位于不易压迫止血部位的动脉穿刺。

（5）颅内肿瘤、动静脉畸形、动脉瘤。

（6）活动性内出血。

（7）收缩压≥ 180 mmHg 或舒张压≥ 100 mmHg。

（8）血糖< 2.7 mmol/L。

（9）CT 检查低密度影> 1/3 大脑半球，提示脑叶梗死。

（10）急性出血倾向，包括血小板计数< 100×10^9/L 或其他情况。

（11）48 小时内接受过肝素治疗（活化部分凝血活本酶时间

超出正常范围上限）。

（12）目前正在使用凝血酶抑制剂或Xa因子抑制剂，各种敏感的实验室指标异常。

3. 相对禁忌证

（1）轻型脑卒中或症状快速改善的脑卒中。

（2）妊娠。

（3）痫性发作后出现神经功能缺损症状。

（4）近2周内有大型外科手术或严重外伤。

（5）近3周内有胃肠道或泌尿系统出血。

（6）近3个月内有心肌梗死史。

（二）3～4.5小时

1. 适应证

同3小时内重组织型纤溶酶原激活剂静脉溶栓的适应证。

2. 禁忌证

同3小时内重组织型纤溶酶原激活剂静脉溶栓的禁忌证。

3. 相对禁忌证

（1）年龄＞80岁。

（2）严重脑卒中（美国国立卫生研究院卒中量表评分＞25分）。

（3）口服抗凝药（不考虑国际标准化比值水平）。

（4）有糖尿病或缺血性脑卒中病史。

二、常见的静脉溶栓药物

阿替普酶是现阶段临床上最主要的静脉溶栓药物，是一种血栓溶解药，主要成分是糖蛋白。通过其赖氨酸残基与纤维蛋白结合，并激活与纤维蛋白结合的纤溶酶原，使之转变为纤溶酶，这一作用比本药激活循环中的纤溶酶原显著增强。临床上一般按体重计算用量：根据每千克体重 0.9 mg 计算，最大量不超过 90 mg，先静脉团注超过 1 分钟，注射总量的 10%，然后 1 小时内静脉滴注剩余量。根据患者情况有时也采用每千克体重 0.6 mg 计算，最大量不超过 90 mg，先静脉团注超过 1 分钟，注射总量的 15%，然后 1 小时内静脉滴注剩余量。常见不良反应如下。

（1）血液系统：出血最常见。

（2）心血管系统：心律失常、血管再闭塞。

（3）中枢神经系统：可出现颅内出血、癫痫发作。

（4）泌尿生殖系统：有报道用药后立即出现肾血管肌脂瘤引起的腹膜后出血。

（5）骨骼 / 肌系统：可出现膝部出血性滑膜囊炎。

（6）其他：过敏反应。

第二节　脑卒中的动脉溶栓

动脉溶栓方法是经股动脉或颈动脉插管，全身肝素化，借助数字减影血管造影图像示踪，确定闭塞部位后，经微导管接近局部栓子或接触栓子注药，进行超选择性动脉内溶栓治疗。动脉溶栓一般使用阿替普酶或尿激酶作为溶栓药。动脉接触溶栓使溶栓药物直接到达血栓局部，理论上血管再通率应高于静脉溶栓，且出血风险降低，然而其益处可能被启动时间的延迟抵消，因此，目前一线的血管内治疗是血管内机械取栓治疗，因而动脉溶栓可以作为血管内机械取栓的替代或辅助治疗方法在临床中使用。

第三节　脑卒中的取栓治疗

机械取栓是经股动脉、桡动脉或颈动脉插管，全身肝素化，借助数字减影血管造影图像示踪，确定大动脉闭塞部位后，将取栓装置放置在（包括颈内动脉、大脑中动脉、椎动脉及基底动脉）闭塞处，将闭塞处的血栓通过取栓支架、抽吸装置等从血管内抽出，恢复栓塞处血流供应。这种介入技术能让闭塞的大血管再通，恢复神经功能，但操作起来并不简单，具有一定的风险，对手术者的技术水平、术后管理能力要求较高。

第四节　房间隔修补预防脑卒中

房间隔缺损是常见的左向右分流先天性心脏病，占先天性心脏病发病总数的 5% ～ 10%，在成人有临床意义的心内分流中占 30% ～ 40%，是房间隔在胚胎发育过程中发育不良所致，女性较多见，男女性别比例为 1 ∶ 2。在出生后 5 ～ 7 个月，大多数人的房间隔逐渐融合形成永久性房间隔，而房间隔缺损发生后，有一定概率导致脑卒中的发生，对于符合指征的房间隔缺损，我们可以采取修补术。目前比较常用的是微创的介入治疗。

一、介入治疗

适应证：中央型房间隔缺损；房间隔缺损≤ 36 mm，儿童房间隔缺损≤房间隔全长的 1/2；缺损边缘距房顶、上下腔静脉入口、肺静脉入口、二尖瓣 4 ～ 5 mm 以上，以保证封堵器有足够的附着点，而距主动脉侧残端一般不受影响；多孔房间隔缺损距离近的可以封堵；房间隔缺损术后残余分流；二尖瓣球囊扩张术后明显的心房水平分流；卵圆孔未闭。

禁忌证：房间隔缺损伴右向左分流的肺动脉高压；原发孔型房间隔缺损；静脉窦型房间隔缺损；合并其他畸形，如肺静脉畸形引流、三尖瓣下移畸形、心内膜垫缺损、二尖瓣狭窄、肺动脉瓣狭窄；心腔血栓；心房颤动；左心房发育不良。

二、封堵器的选择

封堵器由左右心房两侧的双盘和腰部组成，伞的大小以腰部的直径来计算。超声心动图测量的房间隔缺损最大直径加 2 mm；距主动脉根部无边者再加 2 mm；软边应包括在房间隔缺损范围内；不宜选择大封堵器。其中特别要注意的是，房间隔缺损的软边对封堵器的支撑力较弱，甚至会造成封堵器脱落，因此，应多角度、多切面观察房间隔缺损的边缘，软边应包括在房间隔缺损范围内，对于菲薄且范围较大的软边，应放弃封堵治疗。

第五节　射频消融和左心耳封堵对脑卒中的预防作用

心房颤动（简称房颤）是最常见的心律失常之一，而房颤的主要危害之一就是并发血栓栓塞，尤其是脑栓塞，导致脑卒中而危及生命。有研究显示，非瓣膜性心脏病合并房颤者发生脑卒中的机会比无房颤者高出 5 ～ 7 倍。所以，房颤的诊治对于预防脑卒中意义重大。

一、射频消融术

除了药物治疗，目前多选用微创的射频消融术：采用导管电极在环肺静脉口消融，形成大静脉与心房的“电隔离”，或加上在心房内的某些线形消融，可以达到根治房颤的目的，有效预防血栓形成。该方法安全、有效、创伤小且患者恢复快，而且手术技术成熟。不过心脏房颤进行射频消融手术以后，有一定的复发概率，主要与心房颤动病史的长短、手术之前心房内径、心脏的功能，以及是否合并一些基础性的器质性心脏疾病有直接的关系，具体的复发率为 10% ～ 30%。

二、左心耳封堵术

非瓣膜性房颤并发脑卒中的主要原因是左心耳内的血栓形成和脱落，这项心脏微创手术通过在大腿根部血管穿刺插入导管，进入心脏后精确定位于左心耳入口处，释放外表附膜的封堵器，封堵住左心耳，从而达到预防脑卒中的目的。该方法安全、易行、有效，且近、中期随访结果良好，是一项创伤小、安全性高、操作相对简单的介入手术。

第六节　超声引导下的脑血管介入治疗

超声检查因无创、简便、实用等特点在临床上应用广泛，即使现在有了更为先进的计算机体层成像、磁共振成像及数字减影血管造影，超声检查依然提供了很多互补信息，更是在神经系统疾病的诊断中发挥重要作用。《中国急性缺血性脑卒中早期血管内介入诊疗指南 2018》推荐意见：评估颈动脉 / 椎动脉颅外段狭窄处的管壁结构时，可选择性应用超声 / 计算机体层血管成像 / 高分辨磁共振成像 / 数字减影血管造影。评估颅内大动脉狭窄处的管壁结构时，可选择性应用计算机体层血管成像 / 高分辨磁共振成像 / 数字减影血管造影。评估脑血管血流动力学状态时，可选择性应用超声 / 经颅多普勒超声 / 计算机体层灌注成像 / 灌注加权成像 / 数字减影血管造影。目前已经有学者通过超声引导，开展脑血管的介入治疗，使脑血管介入检查及治疗更加精准。

第七节　康复机器人的应用

为偏瘫患者引入康复训练可帮助患者恢复功能，但是目前的康复治疗仍然是以传统人工康复训练为主，必须由专业的康复治疗师对患者进行康复训练。康复机器人的出现为康复训练提供了新的手段与方法：康复机器人能够更好地利用自身重复性高的特点，减轻治疗师负担、再现良好的康复手法；基于多信息融合，可为治疗师提供量化评定依据；通过结合虚拟现实、增强现实等技术，为患者呈现更加丰富多彩的训练内容，提高患者参与度；康复机器人及患者运动量化反馈信息，可为患者精准化治疗方案的制订提供量化参考依据。

康复机器人较传统的人工康复训练能更加有效地解决康复训练存在的临床问题。目前，下肢穿戴式康复机器人以外骨骼机器人为主，该种康复机器人已经具备患者下肢运动信息检测功能。但由于机器人结构相对复杂，穿戴烦琐，患者无法单独使用。特别是由于患者之间的差异性，使用机器人时，需要长时间的调整，而且机器人缺乏康复评价系统，限制了机器人在康复训练中的应用。

第八节 “换头术”的可行性

“换头术”的真正难点不仅在技术方面，更需要通过伦理关。那么什么是“换头术”？这种手术可行否？

一、赞同“换头术”

治疗头脑健康但躯体无法治愈的疾病，提高这些患者的生命质量。如脊髓性肌萎缩和高位截瘫患者，不仅行动不便，通常还要承受巨大的病痛。到目前为止，国际上还没有特效药或疗法能够治愈这类疾病。塞尔吉·卡纳瓦罗在回应那些对人类“换头术”持批评意见的人时说：“对于所有的批评者，我只想说，你去跟那位俄罗斯患者换个位置，感受他的大小便失禁等痛苦，再来跟我说。这就是我对批评者的回应。”

推进医学技术向更精、深度发展。人类活体头移植涉及很多医学技术和医学难题，如中枢神经系统的连接与再生、神经元的修复、神经的功能重建、大脑低温冷冻、脊椎缝合等。解决这些难题是实现人类活体头移植的必要条件，研究人类活体头移植术能够推进对这些难题的研究与解决。

维护人的生存权。赞成对人类实施“换头术”的观点认为，生存是伦理最基本的要素，如果没有生存，何来伦理？人类活体头移植能够维护人的生存权。

二、反对“换头术”

对于人类是否应继续研究和实施人类“换头术”，实际上国内外大多数人是持反对态度的，其理由大致可以归纳为以下几点。

技术难题未攻破，贸然实施人类“换头术”，违反“不作恶原

理”。“不作恶原理”是指“我们应该以不会对别人造成不必要伤害或损害的方式行事”。主流医学理论认为，中枢神经细胞从生到老逐渐减少，是不可再生的。手术时中枢神经被破坏，是否能够重新连接好并传达大脑中枢的信息，在新的身体上能否发挥功能，目前在实验上还没有最后的突破。

免疫排斥反应的问题。众所周知，器官移植最大的障碍就是人体免疫系统对外来器官的强烈排斥反应。虽然在肝脏、肾脏、心脏移植手术中，排斥反应通过使用免疫抑制剂得到了一定的抑制，但头颅移植或者说是全躯干移植，也一定面临着严重的免疫排斥反应。因此，患者术后须终身服用免疫抑制剂，如此一来，患者罹患其他疾病的风险也将大大提高。

人体大脑的低温保存及缺血再灌注损伤的预防问题。一般认为，常温下大脑耐受缺血的时限是 4 分钟，超过这个时间，大脑就有可能会因缺氧、缺血而坏死，大脑功能的丧失就会直接导致手术的失败及新生命的“瘫痪”。所以，实施“换头术”时要在低温冷却条件下进行，除此之外，还要应对缺血再灌注损伤的问题。这种损伤的主要原因不是缺血本身，而是恢复血液供应后，过量的自由基攻击这部分重新获得血液供应的组织内的细胞造成的。

伦理道德问题。头颅移植成功之后，新生命体的身份应该等同于原身体的部分还是原头颅的部分引发争议。因为人体活动来自大脑有意识的支配，所以“换头”后，接受者保留的是自己的头部，意识还是自己的，并通过自己的意识来支配别人的躯体，所以必然还会面临一系列的伦理问题。

第九节　数字疗法结合电磁疗法治疗脑卒中

数字疗法是指由软件程序驱动，以循证医学为基础的干预方案，用以治疗、管理或预防疾病。陈晨医生带领的科研团队多年来一直致力于开发数字药相关设备，通过数字疗法达到让更多脑卒中患者在家中完成康复训练，从而回归社会的目的。数字疗法是数字健康的一个分支，代表了医疗保健和健康行业的一系列技术、产品和服务，既可以单独使用，也可以与药物、医疗器械或其他疗法配合使用，以优化患者护理和健康结果。医疗设备工业快速发展，医学技术也得到了全方位的发展，在临床医学上出现了大量运用不同物理因素来进行疾病治疗的医疗设备，这促使了很多运用机械力、电、磁等物理相关因素的康复理疗设备的研发。

经颅电刺激是一种非侵入性脑刺激方法，可以调节大脑皮质兴奋性。其通过微电流（1～2.5 mA）刺激大脑兴奋以激活神经细胞活动并直接作用于大脑皮质引起皮质功能区的兴奋，调节大脑皮质活动状态。将经颅直流电刺激与其他干预措施结合使用，可加速诱导大脑可塑性的进程，促进大脑功能重组，提升单一康复治疗的效果，改善患者的功能障碍。

数字疗法和电刺激疗法可以相互补充，数字疗法基于医疗健康数据闭环和疾病管理闭环，为脑卒中患者的全病程规范化管理提供了新路径。数字疗法通过制订个性化的运动康复训练计划来提高患者的运动功能，而电刺激疗法则通过刺激肌肉活动来帮助患者恢复运动功能，两种方法联合使用可以更快、更高效地提高治疗效果。

基于电刺激的数字疗法治疗脑卒中后功能障碍具有高效、安全、个体化、便于管理和节约成本的优点。随着数字化医疗技术的不断发展，以及大数据分析和人工智能技术的应用，数字疗法将会更加精准和高效，可以更好地分析患者的病情和康复需求，为患者提供更加个性化的治疗方案。同时，数字化管理平台的建设也将不断完善，使得治疗过程更加安全、便捷。未来，这种新型治疗方式或许会成为脑卒中治疗的重要手段之一。

第十节　数字疗法与智能穿戴：脑卒中后康复治疗的新手段

智能穿戴设备是数字疗法的重要组成部分，它们通常与移动应用相结合，实现数据的实时监测和反馈。从智能手表、健康追踪器到血糖监测设备，这些产品使得个人健康管理更加便捷、精确。它们不仅能够监控心率、睡眠质量、运动量等基础指标，还能够根据用户的健康数据提供个性化的健康建议和预警。在此基础上，新兴了两种用于脑卒中后康复的智能穿戴设备：减压鞋和机械手。

减压鞋：减压鞋是一种专门用于减轻脚部压力和疼痛的智能穿戴设备。它们通常采用高科技材料和结构设计，如记忆泡沫、气垫或凝胶填充，以提供额外的支持和舒适感。而智能减压鞋则更进一步，它们内置传感器和微型计算单元，能够监测用户的步态、脚部压力分布和行走节奏。通过与手机应用的连接，智能减压鞋可以分析数据并提供个性化的建议，比如调整行走姿势或推荐适合的运动方案，以预防足部疾病和改善行走体验。

机械手：机械手是另一种重要的智能穿戴设备，它们为失去手臂或手部功能的人群提供了重新获得自主能力的可能。现代机械手不但外观逼真，而且功能强大，能够通过神经肌电信号控制手指的精细运动。用户只需要想象手部动作，机械手就能够响应相应的神经信号，完成抓握、旋转等复杂动作。此外，随着机器学习技术的应用，机械手的使用体验正在变得更加流畅和自然。通过学习用户的操作习惯和偏好，机械手可以不断优化其响应算法，提供更为个性化的使用体验。

未来，数字疗法和智能穿戴设备将更加智能化和个性化。随着大数据、人工智能和机器学习技术的不断进步，这些设备不仅能够更精准地监测健康状态，还能够预测疾病风险并提供早期干预。此外，随着 5G 网络的普及，远程医疗将变得更加高效和便捷，使得数字疗法能够在更广泛的区域和人群中得到应用。

数字疗法和智能穿戴设备既属于新质医疗方法，也是医疗领域的重要创新方向，它们通过高科技手段提高了疾病治疗和健康管理的效率和效果。随着科技的不断发展，我们有理由相信这些设备将在未来医疗中扮演更加关键的角色，为人们带来更健康、更美好的生活。

第五章　脑卒中的量表评估

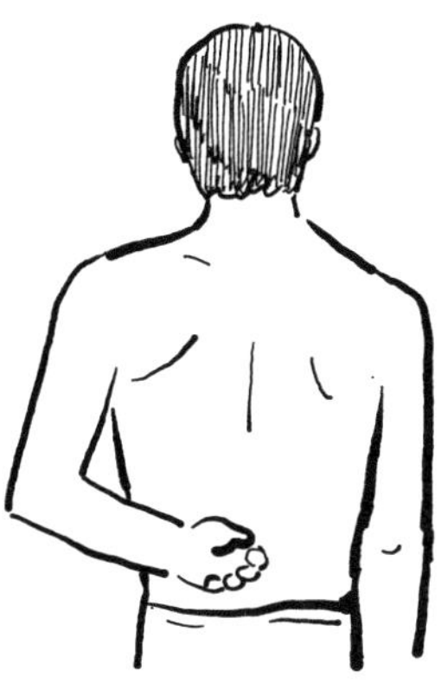

第一节 康复评定的意义

王某，女性，50 岁，脑卒中 1 个月后，左侧肢体偏瘫，言语含糊不清，喝水后会呛咳，家属用轮椅推着她到康复科门诊就诊，一进门，家属就说:“大夫，我们要做康复治疗！”康复治疗虽然很重要，但是在治疗之前，首先要做好康复评定的工作。

一、康复评定的概念及其重要意义

康复评定是对由各种原因导致残疾的患者进行功能状况评估的过程，通过康复评定，我们可以客观、清楚地了解到患者功能障碍的性质、部位、程度等，同时结合患者目前的功能情况，确定其近期康复目标和远期康复目标，并且制订相应的计划。例如，某患者左侧肢体偏瘫，完全不能活动，其近期目标是生活自理，远期目标是回归社会，那么两者各需要什么样的治疗和支持，都是需要通过康复评定来完成的。

康复评定不仅是治疗的第一步，也是最关键的一步，它直接决定着治疗的方向，如果没有评定的辅助，医生的治疗就如同盲人摸象，对患者的情况没有正确的把握，很容易断章取义，走到错误的治疗道路上。

二、康复评定与临床检查的区别

临床检查是康复评定的基础，没有详细、准确的临床检查就不可能有正确的康复评定结果。但是临床检查多偏向于疾病本身，疾病所导致的功能障碍并不是其关注的主要内容。例如，对于步行有困难的患者，临床检查重在了解是由神经系统疾病还是骨关节疾病引起的，而康复评定则除了要了解上述的内容，还需要通过步态分析进一步得到有关参数，如步行困难的问题是发生于步行周期的支撑相还是摆动相，以及在每一个时期身体重心的变化，肢体各关节的活动、肌肉力量有无异常，为步行功能的改善提供依据。

下面为大家简单介绍一下与康复评定有关的一些术语。

测量：测量是用公认的标准去确定被测对象某一维度或方面的量值。

评估：评估是根据一定的要求去确定一种或多种测量结果的价值的方法。比如，篮球教练去选队员，测得某人身高 2.2 m，据篮球队员的标准，估计合乎要求，因为此身高合乎既定的标准，此为通过了评估，但不能依据评估做出最后的决定。

评定：评定是根据测量和评估的结果对对象做出最后判断的行为。还是刚才的例子，身高不是选拔篮球运动员的唯一标准，要做出最后的判定，还需测定其视力、12 分钟跑的距离、100 m 跑的速度和灵活性等，当这些测量结果都合格时，才可决定录用，这才是最后的决定——评定。

功能：功能是指组织、器官、肢体的特征性活动。比如，手的功能是利用工具或不利用工具劳动，足的功能是支撑体重和走路，肺的功能是呼吸，脑的功能是思考等，各有各的特征，不能相互取代。当本应具有的功能不能正常发挥时即称为功能障碍。

能力：能力是指个体的行为能力。个体行为是指完成日常生活活动和集体生活活动而产生的一切外部活动，个体行为能力是指完成上述活动时在精神和肉体上所具备的力量。能力部分完全丧失即称为失能。

康复评定会：康复评定会是由康复医生负责组织的，针对某一位患者的功能障碍和康复治疗计划进行讨论的康复协作组会议。在康复评定会上，康复医生负责介绍该患者的病情和一般功能状况，物理治疗师、作业治疗师、言语治疗师、心理治疗师、假肢和矫形器师、康复护士等从各自专业角度报告评定结果，并提出康复治疗计划，包括治疗目标、治疗方案及注意事项，最后由康复医生总结各成员意见，形成一个完整的治疗计划。

第二节　美国国立卫生研究院卒中量表

美国国立卫生研究院卒中量表在临床上用于急性脑卒中治疗

研究评估神经功能缺失情况，是目前世界上较通用、简明易行的脑卒中评价量表，较客观，操作性强（表5.1）。

表5.1 美国国立卫生研究院卒中量表

	检查	评分
1a	意识水平－反应： 即使不能全面评价（如气管插管、言语障碍、气管创伤、绷带包扎等），检查者也必须选择1个反应。只在患者对有害刺激无反应时（不是反射），方记录3分	0＝清醒，反应敏锐
		1＝嗜睡，最小刺激能唤醒患者完成指令、回答问题或有反应
		2＝昏睡或反应迟钝，需要强烈反复刺激或疼痛刺激才能有非固定模式的反应
		3＝仅有反射活动或自发反应，或完全没反应、软瘫、无反射
1b	意识水平－提问：（仅对最初回答评分，检查者不要提示）询问月份、年龄。回答必须正确，不能大致正常。失语和昏迷者不能理解问题记2分，患者因气管插管、气管创伤、严重构音障碍、言语障碍或其他任何原因不能说话者（非失语所致）记1分	0＝都正确
		1＝正确回答一个
		2＝两个都不正确或不能说

续表

	检查	评分
1c	意识水平－指令： 要求睁眼、闭眼；非瘫痪手握拳、张手。若双手不能检查，用另一个指令（伸舌）。仅对最初的反应评分，有明确努力但未完成也给评分。若对指令无反应，用动作示意，然后记录评分。对创伤、截肢或有其他生理缺陷者，应给予一个适宜的指令	0＝都正确 1＝正确完成一个 2＝都不正确
2	凝视： 只测试水平眼球运动。对自主或反射性眼球运动记分。若眼球侧视能被自主或反射性活动纠正，记1分。若为孤立性外周神经麻痹（Ⅲ、Ⅳ、Ⅴ），记1分。在失语患者中，凝视是可测试的。对眼球创伤、绷带包扎、盲人或有视觉或视野疾病的患者，由检查者选择一种反射性运动来测试，建立与眼球的联系，然后从一侧向另一侧运动，偶尔能发现凝视麻痹	0＝正常 1＝部分凝视麻痹（单眼或双眼凝视异常，但无被动凝视或完全凝视麻痹） 2＝被动凝视或完全凝视麻痹（不能被头眼动作克服）

续表

	检查	评分
3	视野： 用手指数或视威胁方法检测上、下象限视野。如果患者能看到侧面的手指，记录正常。如果单眼盲或眼球摘除，检查另一只眼。明确的非对称盲（包括象限盲），记1分。患者全盲（任何原因）记3分，同时刺激双眼。若患者濒临死亡记1分，结果用于回答问题11	0＝无视野缺失
		1＝部分偏盲
		2＝完全偏盲
		3＝双侧偏盲（全盲，包括皮质盲）
4	面瘫： 言语指令或动作示意，要求患者示齿、扬眉和闭眼。对反应差或不能理解的患者，根据给予有害刺激时表情的对称情况评分。有面部创伤/绷带、经口气管插管、胶布或其他物理障碍影响面部检查时，应尽可能移至可评估的状态	0＝正常
		1＝最小（鼻唇沟变平、微笑时不对称）
		2＝部分（下面部完全或几乎完全瘫痪，中枢性面瘫）
		3＝完全（单或双侧瘫痪，上下面部缺乏运动，周围性面瘫）

续表

	检查	评分
5	上肢运动: 上肢伸展：坐位前伸 90°，仰卧位上抬 45°。要求坚持 10 秒。对失语的患者用语言或动作鼓励，不用有害刺激。评定者可以抬起患者的上肢到要求的位置，鼓励患者坚持。仅评定患侧	0 = 于要求位置坚持 10 秒，不下落
		1= 能抬起，但不能维持 10 秒，下落时不撞击床或其他支持物
		2 = 能对抗一些重力，但上肢不能达到或维持坐位 90°或卧位 45°，较快下落到床
		3 = 不能抗重力，上肢快速下落
		4 = 无运动
		9 = 截肢或关节融合，解释: 5a 左上肢；5b 右上肢
6	下肢运动: 下肢卧位抬高 30°坚持 5 秒。对失语的患者用语言或动作鼓励，不用有害刺激。评定者可以抬起患者的下肢到要求的位置，鼓励患者坚持。仅评定患侧	0 = 于要求位置坚持 5 秒，不下落
		1 = 在 5 秒末下落，不撞击床
		2 = 5 秒内较快下落到床上，但可抗重力
		3 = 快速下落，不能抗重力
		4 = 无运动
		9 = 截肢或关节融合，解释: 6a 左下肢；6b 右下肢

续表

<table>
<tr><th></th><th>检查</th><th>评分</th></tr>
<tr><td rowspan="7">7</td><td rowspan="7">共济失调：
目的是发现双侧小脑病变的迹象。实验时双眼睁开，若有视觉缺损，应确保实验在无缺损视野内进行。进行双侧指鼻、跟膝胫试验，共济失调与无力明显不成比例时记分。如患者不能理解或肢体瘫痪不记分。盲人用伸展的上肢摸鼻。若为截肢或关节融合，记录9分，并解释清楚</td><td>0 = 没有共济失调</td></tr>
<tr><td>1 = 一侧肢体有</td></tr>
<tr><td>2 = 两侧肢体均有，如有共济失调：
左上肢 1 = 是，2 = 否</td></tr>
<tr><td>9 = 截肢或关节融合，解释：
右上肢 1 = 是，2 = 否</td></tr>
<tr><td>9 = 截肢或关节融合，解释：
左上肢 1 = 是，2 = 否</td></tr>
<tr><td>9 = 截肢或关节融合，解释：
右下肢 1 = 是，2 = 否</td></tr>
<tr><td>9 = 截肢或关节融合，解释：
左下肢 1 = 是，2 = 否</td></tr>
<tr><td rowspan="3">8</td><td rowspan="3">感觉：
用针检查。测试时，用针尖刺激和撤除刺激观察昏迷或失语患者的感觉和表情。只对与脑卒中有关的感觉缺失评分。偏身感觉丧失者需要精确检查，应测试身体多处部位：上肢（不包括手）、下肢、躯干、面部。严重或完全的感觉缺失，记2分。昏迷或失语者可记1分</td><td>0 = 正常，没有感觉缺失</td></tr>
<tr><td>1 = 轻到中度感觉缺失，患侧针刺感不明显或为钝性或仅有触觉</td></tr>
<tr><td>2 = 严重到完全感觉缺失，面部、上肢、下肢无触觉</td></tr>
</table>

续表

	检查	评分
8	或 0 分。脑干卒中双侧感觉缺失记 2 分。无反应及四肢瘫痪者记 2 分。昏迷患者（1a=3）记 2 分	
9	语言： 命名、阅读测试。要求患者叫出物品名称、读所列的句子。从患者的反应及一般神经系统检查中对指令的反应判断理解能力。若视觉缺损干扰测试，可让患者识别放在手上的物品，重复和发音。气管插管者手写回答。昏迷患者（1a=3）记 3 分，给恍惚或不合作者选择一个记分，但 3 分仅给哑人或一点都不执行指令的人	0 = 正常，无失语 1 = 轻到中度失语，流利程度和理解能力有一些缺损，但表达无明显受限。 2 = 严重失语，交流是通过患者破碎的语言表达，听者须推理、询问、猜测，能交换的信息范围有限，检查者感觉交流困难 3 = 哑或完全失语，不能讲或不能理解
10	构音障碍： 不要告诉患者为什么做测试。让患者读或重复附表上的单词。若患者有严重的失语，评估自发语言时发音的清晰度。若患者因气管插管或其他物理障碍不能讲话，记 9 分，同时注明原因	0 = 正常 1 = 轻到中度，至少有一些发音不清，虽有困难，但能被理解 2 = 言语不清，不能被理解 9 = 气管插管或其他物理障碍，解释：

续表

	检查	评分
11	忽视症: 若在患者严重视觉缺失影响双侧视觉时检查，皮肤刺激正常，则记分为正常。若患者失语，但确实表现对双侧的关注，记分正常。通过检验患者对左右侧同时发生的皮肤感觉和视觉刺激的识别能力来判断患者是否有忽视。把标准图显示给患者，要求他来描述，医生鼓励患者仔细看图，识别图中左右侧的特征，如果患者不能识别一侧图的部分内容，则定为异常。然后，医生请患者闭眼，分别测上肢或下肢针刺觉来检查双侧皮肤感觉，若患者有一侧感觉忽视则为异常	0 = 没有忽视症 1 = 视、触、听、空间觉或个人的忽视；或对任何一种感觉的双侧同时刺激忽视 2 = 严重的偏身忽视；超过一种形式的偏身忽视；不认识自己的手；只对一侧空间定位
附加项目，非美国国立卫生研究院卒中量表项目		
12	远端运动功能: 检查者握住患者手的前部，并嘱其尽可能伸展手指。若患者不能或不伸展手指，则检查者帮其将手指完全伸展开，观察	0 = 正常（5 秒后无屈曲） 1 = 5 秒后至少有一些伸展，但未完全伸展，手指的任何运动不给评分（未给指令）

续表

	检查	评分
12	任何屈曲运动 5 秒。仅对第一次尝试评分，禁止重复指导和试验	2 = 5 秒后无主动的伸展，其他时间的手指运动不评分 左上肢: 右上肢:

一、评分时注意事项

（1）依据顺序评定每个项目，每个项目结束后立即予以评分，记录第一反应（如患者一开始答错了，后来纠正，也应该按照错误的记录分数），一经决定，不得更改。

（2）依据评分指示进行，根据患者做到的情况评分，只记录做到的，拒绝主观判断。

（3）不对患者进行干扰、暗示等。

（4）若有任何项目没有检查，必须在表中解释，可以记录 9 分，但不计入脑卒中量表的总分。

（5）美国国立卫生研究院卒中量表评分总分为 42 分：1a（3 分）+1b（2 分）+1c（2 分）+2（2 分）+3（3 分）+4（3 分）+5（左上肢 4 分 + 右上肢 4 分）+6（左下肢 4 分 + 右下肢 4 分）+7（2 分）+8（2 分）+9（3 分）+10（2 分）+11（2 分）=42 分。但对于病情最重的患者，如昏迷、四肢瘫痪，因协调运动不配合检查记 0 分，故最高分只有 40 分。

（6）评定时间 2 分钟。

二、评分的意义

该量表用于评估有近期脑卒中病史患者的神经功能缺损程度，总分等于 15 项参数得分总和，评分越低，患者状态越好，该表灵敏度低。

基线评估可以评估脑卒中严重程度，治疗后可以定期评估治疗效果。基线评估＞ 16 分的患者很有可能死亡，而＜ 6 分的很有可能恢复良好；每增加 1 分，预后良好的可能性降低 17%。

用于脑卒中溶栓的治疗评定。常用溶栓的评分时间点：溶栓前；溶栓后 2 小时；溶栓后 24 小时；溶栓后 7 天；溶栓后 90 天。溶栓 24 小时后美国国立卫生研究院卒中量表评分下降 4 分或以上，认为溶栓有效。

评分分级：分数越高，神经受损越严重。目前的国内外研究认为，基线美国国立卫生研究院卒中量表评分对急性缺血性脑卒中患者的大血管闭塞具有一定的预测价值，尤其是对于前循环大血管闭塞的预测价值较高，但是在预测后循环大血管闭塞时的灵敏度较差；美国国立卫生研究院卒中量表评分在预测大血管闭塞时有时间依赖性，发病超过 6 小时后的预测准确性差。

第三节　中国脑卒中临床神经功能缺损程度评分量表

大多情况下，我们会通过脑卒中量表评定患者病情的严重程度。通常，脑卒中量表优点如下：量化，有利于病情评估及病情的比较；分层，选择特定治疗方案，评估患者的预后；统一标准，有利于医生间的交流和学术研究。

中国脑卒中临床神经功能缺损程度评分量表是临床中常用的脑卒中量表之一，共包括 8 个维度：意识、水平凝视功能、面肌、言语、上肢肌力、手肌力、下肢肌力和步行能力（表 5.2）。

表 5.2　中国脑卒中临床神经功能缺损程度评分量表（1995）

<table>
<tr><th colspan="2">项目</th><th colspan="2">评分标准</th></tr>
<tr><td rowspan="6">意识（最大刺激，最佳反应）</td><td rowspan="3">两项提问：年龄？现在是几月？相差 2 岁或 1 个月都算正确</td><td>均正确</td><td>0</td></tr>
<tr><td>一项正确</td><td>1</td></tr>
<tr><td>都不正确，做以下检查</td><td></td></tr>
<tr><td rowspan="3">两项指令（可以示范）：握拳、伸拳，睁眼、闭眼</td><td>均完成</td><td>3</td></tr>
<tr><td>完成一项</td><td>4</td></tr>
<tr><td>都不能完成，做以下检查</td><td></td></tr>
</table>

续表

项目		评分标准
意识（最大刺激，最佳反应）	强烈局部刺激（健侧肢体）	定向退让（躲避动作） 6
		定向肢体回缩（对刺激的反射性动作） 7
		肢体伸直 8
		无反应 9
水平凝视功能		正常 0
		侧视运动受限 2
		眼球侧凝视 4
面肌		正常 0
		轻瘫、可动 1
		全瘫 2
言语		正常 0
		交谈有一定困难，借助表情、动作表达，或言语流利但不易听懂，错语较多 2
		可简单对话、但复述困难，言语多迂回，有命名障碍 5
		词不达意 6

续表

项目	评分标准	
上肢肌力	5 级正常	0
	4 级不能抵抗外力	1
	3 级抬臂高于肩	2
	3 级抬臂平肩或在肩以下	3
	2 级上肢与躯干夹角 > 45°	4
	1 级上肢与躯干夹角 ≤ 45°	5
	0 级不能动	6
手肌力	5 级正常	0
	4 级不能紧握拳	1
	3 级握空拳、能伸开	2
	3 级能屈指、不能伸	3
	2 级屈指不能及掌	4
	1 级指微动	5
	0 级不能动	6
下肢肌力	5 级正常	0
	4 级不能抵抗外力	1
	3 级抬腿 45°以上，踝或趾可动	2
	3 级抬腿 45°左右，踝或趾不能动	3
	2 级抬腿离床不足 45°	4
	1 级水平移动，不能抬高	5
	0 级不能动	6

续表

项目	评分标准	
步行能力	正常行走	0
	独立行走 5 米以上，跛行	1
	独立行走，需扶杖	2
	有人扶持时可以行走	3
	自己站立，不能走	4
	坐不需要支持，但不能站立	5
	卧床	6

注：最高分 45 分；最低 0 分；轻型 0 ～ 15 分；中型 16 ～ 30 分；重型 31 ～ 45 分。

该量表简洁方便，不仅可以用来评估急性缺血性脑卒中患者的病情严重程度，其步行能力也可用于评估患者的康复情况，也是目前我们进行慢病评定的重要量表。

第四节　奥平通评分

奥平通评分是通过肌力、本体觉、平衡觉及认知能力综合判断脑卒中患者预后的一种评分方式，适用于脑卒中并有瘫痪、平

衡和 / 或感觉障碍及高级智能障碍的患者，能较好地全面评估患者，从而指导康复治疗（表 5.3）。由于其参数简单易得，在各级医院均可应用。其适用场所还包括院前、神经科、康复科、社区。

评分要求主试医生有一定的神经科及神经心理学基础，了解霍金森（Hodkinson）心理评分，能够对患者的高级智能情况有一个初始的判断，另外结合肌力检查、本体觉即深感觉、平衡觉进行综合评价（表 5.4、表 5.5）。评分所得总分 =1.6+ 肌力 + 本体觉 + 平衡觉 + 认知。奥平通评分满分为 6.8 分，分数越高，预后越差。该评分系统的优点是简单、可靠、无须特殊工具。

表 5.3　奥平通评分

临床特征	分值
肌力（英国医学研究委员会肌力分级标准）	
肌力 5 级	0
肌力 4 级	0.4
肌力 3 级	0.8
肌力 1～2 级	1.2
肌力 0 级	1.6
本体觉	
精确	0
轻微受损	0.4
通过手臂可以找到拇指	0.8
不能通过手臂找寻拇指	1.2

续表

临床特征	分值
平衡觉	
走 10 步无须帮助	0
站立无须帮助	0.4
坐位无须帮助	0.8
不能维持坐姿	1.2
认知（霍金斯心理评分）	
10 分	0
8～9 分	0.4
5～7 分	0.8
0～4 分	1.2

表 5.4　英国医学研究委员会肌力分级标准

患肢肌肉力量	级别
正常	5
轻微受损（可以抗阻力）	4
可以抗重力，不能抗阻力	3
无重力影响，可以移动	2
可以看到肌肉轻微的试图移动	1
无运动	0

表 5.5　霍金斯心理评分（总分 10 分）

每题正确得 1 分	分值
1. 患者年龄	1

续表

每题正确得 1 分	分值
2. 现在时间（最接近几点）	1
3. 患者家庭住址	1
4. 医院名称	1
5. 现在是哪年	1
6. 患者的生日	1
7. 现在是几月份	1
8. 第一次世界大战是哪年	1
9. 国家元首的名字	1
10. 从 20 倒数到 1	1

第五节　牛津残障评分

一、概述

1989 年，Bamford 等根据以往的研究对 Rankin 量表进行了进一步修订，他指出：由于原来的 Rankin 量表用词模糊，它的使用者不能按照残障水平评分，所以改变了它的某些用词，但仍保留它的中心思想。另外，他认为 Rankin 量表的效度很大程度上取决于使用人的素质，使用者根据患者在社会作用中受限程度评分。修订后的量表叫牛津残障评分，它的效度有了改善（表 5.6）。1995 年，Haan 等对反复修订的 Rankin 量表进行了效度研究发现，不应该把它看作纯残障评定方法，而应看作具有残疾指征的全面的功能健康指数，是描述整个功能健康水平的有效工具，也是用于多中心试验研究的一个简便的、有时间效度的功能结局评定方法。

表 5.6　牛津残障评分

分级	描　述
0	完全无症状
1	尽管有症状，但无明显功能障碍，能完成所有日常职责和活动
2	轻度残疾，不能完成病前所有活动，但不需要帮助，能照顾自己的事务
3	中度残疾，要求一些帮助，但行走不需要帮助
4	重度残疾，不能独立行走，无他人帮助不能满足自身需要
5	严重残疾，卧床、失禁，要求持续护理和关注
6	死亡

二、解释

评定时间 5 分钟，总体评价好。简单来说，严重残疾指有意识，但认知、言语和运动有严重功能障碍，24 小时均需他人照顾；重度残疾是指认知、行为、性格存在一定障碍，有轻度偏瘫、共济失调、言语困难等。

评分举例：小明评分时神志清楚，言语欠流利，不能独立行走，那么他的牛津残障评分分级为 5 级，即严重残疾。

此评分操作简单，分级越高者预后越差，在残障患者评价中起指导作用，可以据此制订不同的康复方案。

第六节　脑卒中患者报告结局评价量表

患者报告结局是一个直接来自患者，没有医生或其他任何人对于患者反应的解释的，对患者健康状况的各个方面进行评定的报告，这个结局能以绝对值来测量。例如，症状的严重程度，征兆或疾病状态或看作以前测量的变化。量表是一种敏感、有效的测量工具，可以使患者最痛苦和最希望改善的症状标准化，可以测量那些不易于观察或核查的概念、事件、行为或感觉，这些往往只有患者自己了解（如感觉沮丧）。通过使用各种类型的结局可以被测量，比如躯体功能、自觉症状、全球化健康诊断、心理健康、社会健康、认知功能、行为角色、个人观念、对治疗的满意度、健康相关生命质量、配套的医疗制度和临床试验结果。患者报告结局通过对患者疾病各个领域症状的直接计量、测量，全面反映患者的主观感受及健康状态，它可以让患者更多地参与到诊疗过程中，结合患者自身健康和经济等实际状况综合选择治疗方案和治疗措施，有效减少医疗康复和保健成本；它也可以作为医生诊断、治疗疾病过程中科学有力的参考依据，对新药临床试验和临床治疗评价具有重要指导意义。

经过内容效度指数、预调查和正式调查三次条目修正，最终形成包含 47 个条目、10 个维度、4 个领域的“脑卒中患者报告结局评价量表”（表 5.7、表 5.8）。其中生理领域 20 个条目，分属躯体症状、认知能力、言语交流和自理能力 4 个维度；心理领域包括焦虑、抑郁和回避 3 个维度，共 14 个条目；社会领域两个维度，是社会交往和家庭支持，共 7 个条目；治疗领域即满意度维度，包含 6 个条目。

表 5.7　脑卒中患者报告结局评价量表框架结构

领域	维度	条目
生理领域（PHD）	躯体症状（SOS）	1、2、3、4、5、6、7
	认知能力（COG）	8、9、10、13
	言语交流（VEC）	11、12、14、15
	自理能力（SHS）	16、17、18、19、20
心理领域（PSD）	焦虑（ANX）	1、2、3、4、5
	抑郁（DEP）	6、7、8、9、10
	回避（AVO）	11、12、13、14
社会领域（SOR）	社会交往（SOC）	1、2、3
	家庭支持（FAS）	4、5、6、7
治疗领域（THA）	满意度（SAT）	1、2、3、4、5、6

表 5.8　脑卒中患者报告结局评价量表条目

初始条目	初始条目
PHD1. 口唇或肢体麻木	PHD11. 说话困难（如结巴、吐字不清、停顿）
PHD2. 肢体有异常感觉（如烧灼感）	PHD12. 需要重复说，别人才能听懂
PHD3. 患侧肢体无力	PHD13. 能记得前两天发生的事情
PHD4. 面部偏瘫，流口水	PHD14. 能理解他人说话的内容
PHD5. 吞咽困难	PHD15. 能叫出儿女或父母的名字
PHD6. 吃饭、喝水时常发生呛咳	PHD16. 能自己拧开门把手
PHD7. 拿东西时手颤抖	PHD17. 日常生活能够自理（如穿衣袜、洗浴）
PHD8. 思维很难集中	PHD18. 能独自上街购买物品（如买菜）
PHD9. 常忘记当天的日期（几月几号）	PHD19. 能独自上下楼梯
PHD10. 看到常用的物品，会突然叫不出名字	PHD20. 能够做轻便的家务（如收拾床铺）
PSD1. 患病后更容易着急	PSD6. 常常闷闷不乐，情趣低沉
PSD2. 对别人没耐心	PSD7. 对自己的病情灰心、悲观、绝望
PSD3. 常感到精神紧张	PSD8. 对他人、周围事物没有兴趣
PSD4. 担心自己的病情变坏	PSD9. 觉得自己是家里人的负担
PSD5. 经常心烦意乱	PSD10. 觉得没什么盼头

续表

初始条目	初始条目
PSD11. 不愿与他人交往 PSD12. 经常想一些借口回避社交活动	PSD13. 别人谈论起你的疾病，你不想说这个话题 PSD14. 对自己没有信心
SOR1. 因病影响了家庭生活 SOR2. 因病减少了与熟人、朋友的交往 SOR3. 因病回避某些社交或家庭活动 SOR4. 家人主动照顾您的生活起居	SOR5. 亲戚、朋友关心您的病情 SOR6. 家人常常提醒您用药 SOR7. 家人能够理解您
THA1. 对目前的治疗效果满意 THA2. 对治疗时的医疗服务满意 THA3. 对所花的医疗费用满意	THA4. 现阶段的治疗减轻了您的症状 THA5. 愿意继续维持当前的治疗方案 THA6. 自接受治疗以来，生活信心提高了

脑卒中患者报告结局评价量表具有强烈的现实意义，能让患者参与到临床治疗决策中，让医生在临床试验中获得更全面的诊疗信息，对临床结局有更加真实的解释。若要真正发挥功能，还需对量表进行更为严谨的核查：将脑卒中患者报告结局评价量表与在我国临床适用最为广泛、并且公认有效的国外脑卒中量表进

行对比，如对量表所解释的范围、量表的信效度、量表的适应性等进行比较，并考核量表的效标关联效度；课题中区分效度比较的是脑卒中患者和未患脑血管疾病及严重疾病的人，下一步可以尝试对不同病情程度的患者进行比较，看量表是否有区分不同病情的能力；还需要进一步扩大调查范围及增加调查人群，考察量表的推广性如何；检验量表的临床应用价值。

第七节　布朗斯通偏瘫六阶评定量表

布朗斯通（Brunnstrom）评定量表是目前对于脑卒中后偏瘫评定使用最多的量表之一。根据逆向演化理论（图 5.1），Brunnstrom 认为患者会从一开始只有反射性动作慢慢恢复到主动运动，因此分期标准也大致按照“无反应→反射性动作→半自主性、半反射性运动→主动运动”的方向走。这就是著名的偏瘫恢复六阶段理论。

一、偏瘫患者功能恢复过程

首先从完全性瘫痪（Brunnstrom Ⅰ级）开始，然后出现运动模式异常（Brunnstrom Ⅱ级），继而异常模式达到顶点

（Brunnstrom Ⅲ级），之后协调运动模式即异常运动模式减弱，开始出现分离运动（Brunnstrom Ⅳ、Ⅴ级），最后几乎恢复正常（Brunnstrom Ⅵ级）。

二、上肢

（1）Ⅰ级：软弱无力，无主动运动、无反射。

（2）Ⅱ级：开始出现轻微的屈曲共同运动，出现痉挛。

（3）Ⅲ级：可随意引起共同运动及其成分。

（Ⅰ～Ⅲ级常用指导语为“请用患侧手摸嘴巴”，若患者觉得太困难可改为肚子、膝盖等，目的在于观察是否有动作。）

1）屈肌共同运动：肩胛带上提、后缩，肩关节后缩、外展、外旋，肘关节屈曲，前臂旋后，上肢屈肌共同运动——如同手抓同侧腋窝前的动作（图5.2）。

2）伸肌共同运动：肩关节－胸大肌前屈、内收、内旋，肘关节伸展，前臂旋前，上肢伸展共同运动——如同坐位时手伸向两膝之间的动作（图5.3）。

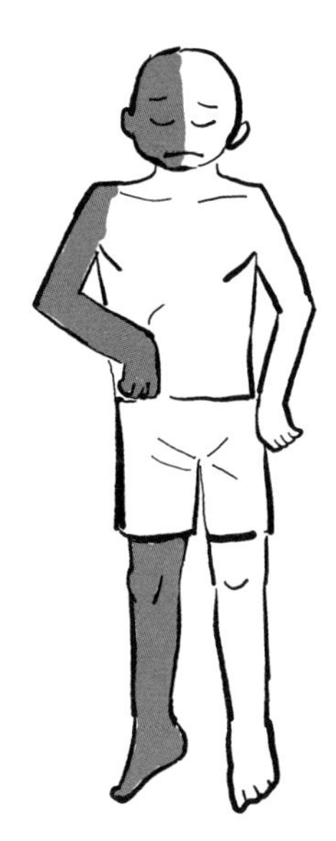

图5.1 逆向演化理论

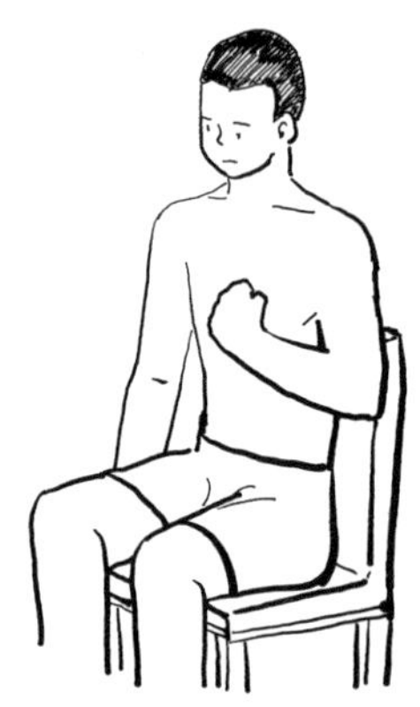

图 5.2　屈肌共同运动

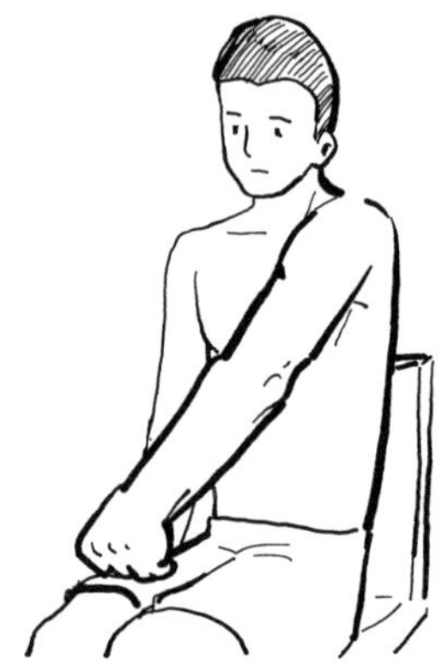

图 5.3　伸肌共同运动

（4）Ⅳ级：出现打破共同运动的主动性动作，痉挛减弱（肌张力下降），此时观察患者能否做三个动作（能完成一个即可）。

1）手可后伸到背后，手背触及腰部（图 5.4）。

2）手向前平举 90°（图 5.5）。

3）肩关节成 0°，肘关节成 90°，前臂做旋前与旋后（图 5.6）。

（5）Ⅴ级：能做独立动作而不受运动模式影响。此时观察患者能否做下列三个动作（图 5.7）。

1）肘伸展位：肩能外展 90°（前臂旋前位）。

2）肘伸展位：肩能前屈 180°。

3）肘伸展位：前臂能旋前、旋后。

（6）Ⅵ级：正常动作或稍欠灵巧，快速动作不灵活。

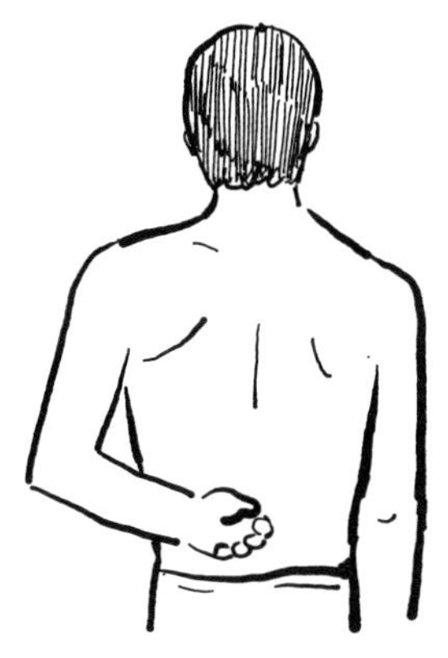

图 5.4　手可后伸到背后，手背触及腰部

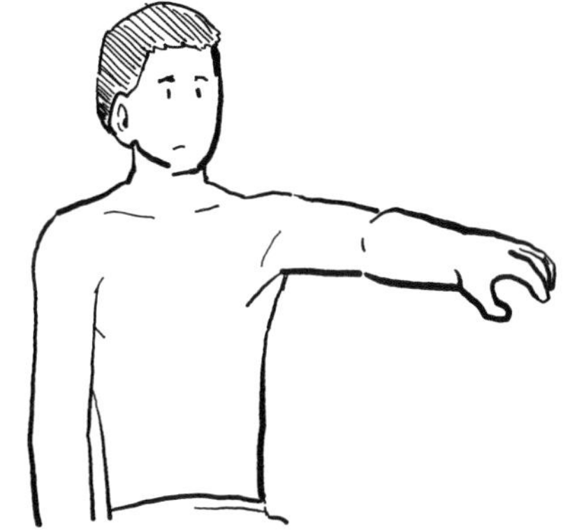

图 5.5　手向前平举 90°

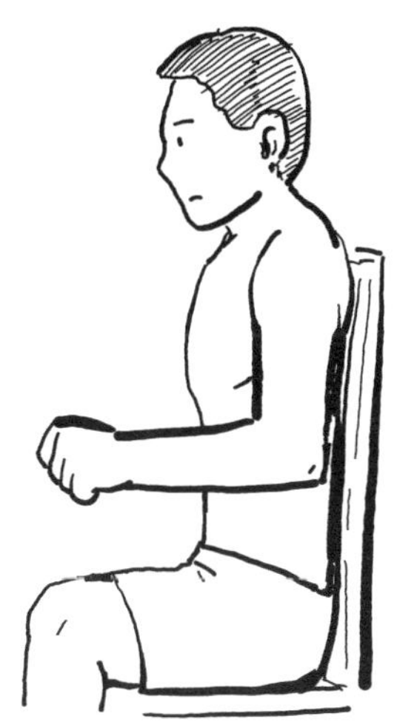

图 5.6　肩关节成 0° 肘关节成 90° ，前臂做旋前与旋后

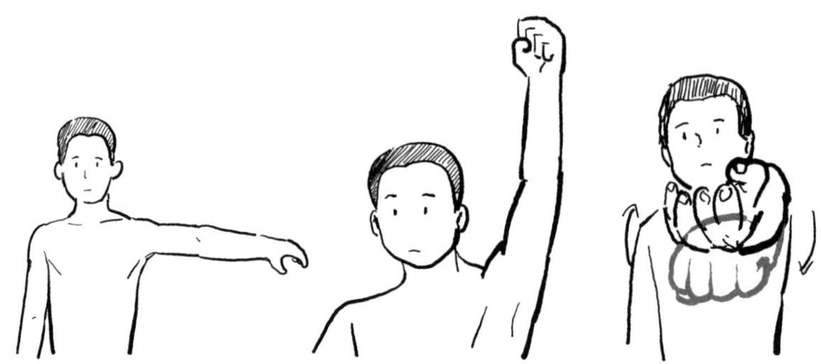

图 5.7　能做独立动作而不受运动模式影响

完全打破协同运动模式，各关节能独立活动，并有较好的动作协调性。

三、手

（1）Ⅰ级：无随意运动。

（2）Ⅱ级：稍出现手指的联合屈曲。

（3）Ⅲ级：手指能充分联合屈曲，但不能联合伸展。

（Ⅰ～Ⅲ级常用的指导语为“请将手握起来”。）

（4）Ⅳ级：全部手指稍能伸，总的伸展达不到全关节活动范围；拇指能侧方捏握。

（5）Ⅴ级：总的伸展可达全范围，能抓圆柱状物体、球形物并能完成第三指对指；指伸展位外展；手指抓握。

（6）Ⅵ级：指屈曲位外展，能投球、系纽扣，稍欠灵巧，大体正常。

四、下肢

（1）Ⅰ级：无随意运动。

（2）Ⅱ级：下肢的轻微随意运动。

（3）Ⅲ级：取坐位、站位时有髋、膝、足的屈曲。

（Ⅰ～Ⅲ级常用指导语为“请用你的脚来碰我的手”，其检查方法有二：将手放在患者患侧膝盖的上端偏外侧，请患者抬脚碰触；将手放在患者患侧脚踝的内侧，请患者用脚碰触。）

（4）Ⅳ级：坐位，膝屈曲 90°时可将脚向后滑行；坐位，足跟接地，足能背伸（坐位脚打节拍）。

（5）Ⅴ期：立位，髋伸展位能屈膝；立位，膝伸展位，脚稍向前踏出，足能背伸（立位脚打节拍）。

（6）Ⅵ级：立位，髋能外展并能超过骨盆上提范围；立位，小腿能内旋、外旋，伴有足内翻及外翻。

五、布朗斯通评定量表

完整的布朗斯通评定量表见表 5.9。

表 5.9 布郎斯通评定量表

阶段	上肢	手	下肢	功能评级
1	弛缓，无随意运动	弛缓，无随意运动	弛缓，无随意运动	Ⅰ级
2	出现痉挛 出现联合反应，不引起关节运动的随意肌收缩	出现轻微屈指动作	出现痉挛 出现联合反应，不引起关节运动的随意肌收缩	Ⅱ级
3	痉挛加剧，可随意引起共同运动或其成分，并有一定的关节运动	能全指屈曲，钩状抓握，但不能伸展，有时可由反射引起伸展	痉挛加剧，随意引起共同运动或其成分，取坐位和立位时，髋、膝可屈曲	Ⅲ级
4	痉挛开始减弱，出现一些脱离共同运动模式的运动：①手能置于腰后；②上肢前屈 90°（肘伸展）；③肩 0°，屈肘 90°，前臂能旋前、旋后	能侧方抓握及拇指带动松开，手指能半随意、小范围伸展	痉挛开始减弱，开始脱离共同运动出现分离运动：①坐位，足跟着地，踝能背屈；②坐位，足可向后滑动，使其背屈大于 0°	Ⅳ级

续表

阶段	上肢	手	下肢	功能评级
5	痉挛减弱，共同运动进一步减弱，分离运动增强：①上肢外展90°（肘伸展，前臂旋前）；②上肢前平举并上举过头（肘伸展）；③肘伸展位，肩前屈30°～90°，前臂能旋前、旋后	①用手掌抓握，能握住圆柱及球形物，但不熟练；②能随意全指伸开，但范围大小不等	痉挛减弱，共同运动进一步减弱，分离运动增强：①立位，患侧髋伸展位能屈膝；②立位，膝伸直，足稍向前踏出，踝能背屈	Ⅴ级
6	痉挛基本消失，协调运动正常或接近正常；Ⅴ级动作的运动速度达健侧2/3以上	①能进行各种抓握；②全范围的伸指；③可进行单个指活动，但比健侧稍差	协调运动大致正常。下述运动速度达健侧2/3以上：①立位，伸膝位髋外展；②坐位，髋交替内外旋，并伴有足内外翻	Ⅵ级

第八节　Barthel 指数与日常生活活动能力评定

日常生活活动能力对健全人来说，毫无困难。而对病、伤、残疾者来说，完成简单的穿衣、如厕、刷牙、洗脸、起床等活动都有不同程度的困难。患者为了完成任何一项日常生活活动都需要艰苦地训练，逐步通过自身功能、代偿或辅助用具实现日常生活中自我照料等活动。如脑卒中患者，若造成偏侧瘫痪或者四肢瘫痪，他就会遇到日常生活活动能力问题。下面我们一起来了解什么是日常生活活动能力。

日常生活活动是指人们每天在居家环境中和户外环境里自我照料的活动。日常生活活动能力就是人们为了维持生存及适应生存环境而每天须反复进行的、最基本的活动，既包括个体在家庭、工作机构、社区里自己管理自己的能力，也包括与他人交往的能力，以及在经济上、社会上和职业上合理安排自己生活方式的能力。

日常生活活动方面能够最大限度地自理，既是康复工作最重要的工作内容，也是重建患者生活信心的最佳方式之一。当患者能够最大限度地自理（发挥日常生活活动功能）时，他便能重新获得在家庭或社会的角色与地位，获得更多的成功感和尊重。

日常生活活动通常分为躯体的或基本的日常生活活动和复杂性或工具性日常生活活动。

一、躯体的日常生活能力评定

常用的标准化量表有改良 PULSES 评定量表、Barthel 指数、Katz 指数评定、修订的 Kenny 自理评定和功能独立性评定等。下面主要介绍改良 Barthel 指数、功能独立性的评定。

1. Barthel 指数

（1）评定内容：改良 Barthel 指数包括 10 项内容，根据是否需要帮助及其程度分为 0、5、10、15 四个功能等级（表 5.10）。

表 5.10　改良 Barthel 指数评分表

日常生活活动项目	自理	较小帮助	较大帮助	完全依赖
进食	10	5	0	0
洗澡	5	0		
修饰（洗脸、梳头、刷牙、刮脸）	5	0		
穿、脱衣服（包括系鞋带等）	10	5	0	
大便控制	10	5（偶能控制）	0	
小便控制	10	5	0	

续表

日常生活活动项目	自理	较小帮助	较大帮助	完全依赖
使用厕所（包括擦拭、穿衣、冲洗）	10	5	0	
床—轮椅转移	15	10	5	0
平地行走	15	10	5 （用轮椅）	0
上下楼梯	10	5	0	

（2）评分标准

1）进食。10 分：食物放在盘子或桌子等患者能拿到的地方，在正常时间内可以独立完成进餐；必要时，可以用刀来切食物，使用盐等调味品。5 分：需要较多帮助或在较长时间内才能完成进餐。

2）床–轮椅转移。15 分：独立完成整个过程。如安全到达床边，刹住轮椅，抬起脚踏板，安全移到床上，躺下；或从床上坐起，移动到床边，必要时改变轮椅的位置，再由床转移到轮椅上。10 分：完成上述过程中，某些步骤需要给予一定的帮助、提醒或监督，以保证安全完成。5 分：能自己从床上坐起，但需要帮助才能转移到轮椅上，或在用轮椅时需要较多的帮助。

3）修饰。5 分：独立完成洗脸、梳头、刷牙、刮脸或化妆。

4）使用厕所。10 分：独立进出厕所，穿、脱裤子，使用卫生纸。必要时可借助墙上扶手或其他物体支撑身体。5 分：在下列情况下需要帮助：脱、穿裤子，保持平衡，便后使用卫生纸。

5）洗澡（可以用浴池、盆池或淋浴）。5 分：独立完成所有步骤。

6）平地行走（包括独立行走和操纵轮椅）。15 分：独立行走至少 50 m，可以穿假肢或使用支具、腋杖、手杖，但不能用带轮的助行器。如用支具，应能在站立或坐下时将其锁住或打开，但不包括穿、脱支具。10 分：在较少帮助下行走 50 m，在监督或帮助下完成上述活动。5 分：能操纵轮椅前进、后退、转弯、到桌边、到床边、如厕等，并能操纵轮椅移动至少 50 m。如患者能行走则不做此项评定，按平地行走标准评分。

7）上下楼梯。10 分：独自上、下一层楼，可抓扶手，也可用手杖、腋杖，但应能携带手杖或腋杖一同上、下楼。5 分：在帮助或监督下上、下一层楼。

8）穿、脱衣服。10 分：独自穿、脱所有衣服、系鞋带，当戴支具或围腰时，能自己穿、脱。5 分：穿、脱衣服时需要帮助，但能在正常时间内独自完成至少一半的过程。

9）大便控制。10 分：能控制，没有失禁。5 分：需要在帮助下用栓剂或灌肠，偶尔大便失禁。

10）小便控制。10 分：能控制小便，脊髓损伤患者用尿袋或其他用具时能自己使用，排空用具并清洗。5 分：偶尔有尿失禁。

（3）结果判断：Barthel 指数的总分为 100 分，得分越高，表示日常生活活动的自理能力越好，依赖性越小，评分在 60 分及 60 分以上基本能完成躯体的日常生活活动，41 ～ 59 分者需要帮助才能完成躯体的日常生活活动，21 ～ 40 分者需要很大帮助，评分在 20 分及 20 分以下者完全需要帮助，患者不能完成所定标准时为 0 分。

2. 功能独立性的评定

（1）评定内容：运动功能包括自我照料、括约肌控制、转移、行走 4 个方面，13 个项目；认知功能包括交流和社会认知 2 个方面，5 个项目（表 5.11）。

表 5.11　功能独立性评定量表

项目			评估日期		
运动功能	自我照料	进食			
		梳洗			
		洗澡			
		上身穿、脱			
		下身穿、脱			
		如厕			
	括约肌控制	排尿			
		排便			

续表

<table>
<tr><th colspan="3">项目</th><th colspan="3">评估日期</th></tr>
<tr><td rowspan="5">运动功能</td><td rowspan="3">转移</td><td>床→椅（轮椅）</td><td></td><td></td><td></td></tr>
<tr><td>厕所</td><td></td><td></td><td></td></tr>
<tr><td>盆浴，淋浴</td><td></td><td></td><td></td></tr>
<tr><td rowspan="2">行走</td><td>步行 / 轮椅</td><td></td><td></td><td></td></tr>
<tr><td>上下楼梯</td><td></td><td></td><td></td></tr>
<tr><td colspan="3">运动功能评分</td><td></td><td></td><td></td></tr>
<tr><td rowspan="5">认知功能</td><td rowspan="2">交流</td><td>理解</td><td></td><td></td><td></td></tr>
<tr><td>表达</td><td></td><td></td><td></td></tr>
<tr><td rowspan="3">社会认知</td><td>社会交往</td><td></td><td></td><td></td></tr>
<tr><td>问题处理</td><td></td><td></td><td></td></tr>
<tr><td>记忆</td><td></td><td></td><td></td></tr>
<tr><td colspan="3">认知功能评分</td><td></td><td></td><td></td></tr>
<tr><td colspan="3">总分</td><td></td><td></td><td></td></tr>
<tr><td colspan="3">评估人</td><td></td><td></td><td></td></tr>
</table>

（2）评分标准，计分方法采用 7 分制。

7 分：完全独立，该活动能在合理的时间内，规范、安全地完成，无须修改活动，无须辅助设备或用具。

6 分：有条件的独立，在完成该活动时，需要辅助设备或用具，或需要较长的时间，或存在安全方面的顾虑。

（6 ～ 7 分为无须他人帮助，自己独立完成。）

5 分：监护或准备，需要有人在旁边监护、提示或规劝，或帮助准备必需的用品，或帮助佩戴矫形器具，但两人间没有身体的接触。

4 分：少量帮助，需要他人接触身体帮助活动。但在完成活动时，自己能发挥＞ 75% 的作用。

3 分：中等量帮助，需要他人接触身体来提供更多帮助的活动。在完成活动时，自己能发挥 50% ～ 75% 的作用。

（3 ～ 5 分属于有条件的依赖。）

2 分：大量帮助，需要他人接触身体提供大量帮助，才能完成活动。在完成活动时，自己能发挥的作用＜ 50% 但≥ 25%。

1 分：完全依赖，几乎需在他人接触身体提供完全帮助的情况下，才能完成活动，自己能发挥＜ 25% 的作用。

（3）结果判断：功能独立性的 18 项评定分数相加得出总分，最高为 126 分（每项都是 7 分），最低为 18 分（每项都是 1 分），得分越高，表示独立性越好，依赖性越小。根据评定结果，可以分为 3 个等级：独立（108 ～ 126 分），有条件依赖（54 ～ 107 分），完全依赖（18 ～ 53 分）；也可以分为以下 7 个等级：基本独立（108 ～ 126 分），极轻度依赖（90 ～ 107 分），轻度依赖（72～89分），中度依赖（54～71分），重度依赖（36～53分），极重度依赖（19～35分），完全依赖（18分及以下）。

（二）工具性日常生活能力评定

（1）评定内容：功能活动问卷是Pfeffer于1982年提出，并于1984年进行了修改。此表原用于研究社区老人的独立性和轻症老年性痴呆，其修改后的内容见表5.12。

表5.12 Pfeffer功能活动问卷

项目	正常或从未做过但能做（0分）	困难但可单独完成或从未做过（1分）	需要帮助（2分）	完全依赖他人（3分）
1. 每月平衡收支的能力，算账的能力				
2. 工作能力				
3. 能否到商店买衣服、杂货和家庭用品				
4. 有无爱好，会不会下棋和打扑克				
5. 会不会做简单的事，如点炉子、泡茶等				

续表

项目	正常或从未做过但能做(0分)	困难但可单独完成或从未做过（1分)	需要帮助(2分)	完全依赖他人(3分)
6. 会不会准备饭菜				
7. 能否了解最近发生的事件（时事）				
8. 能否参加讨论和了解电视、书或杂志的内容				
9. 能否记住约会时间、家庭节日和吃药				
10. 能否拜访邻居，自己乘公共汽车				

（2）评分标准及结果分析：正常或从未做过但能做为0分，困难但可单独完成或从未做过为1分，需要帮助为2分，完全依赖他人为3分。从评分可知，分数越高障碍越重，正常标准＜5分；≥5分为异常。功能活动问卷是目前复杂性日常生活活动表中信度最高的，而且功能活动问卷项目全为复杂性日常生活活动内容，因此，在评定复杂性日常生活活动时应首先使用。

第九节 简易智力状态检查量表

阿尔茨海默病是一种起病隐匿的进行性发展的神经系统退行性疾病。临床上以记忆障碍、失语、失用、失认、视空间技能损害、执行功能障碍，以及人格和行为改变等全面性痴呆表现为特征。65 岁以前发病者，称早老性痴呆，65 岁以后发病者称老年性痴呆。简易智力状态检查量表简单易行，是一种筛查老年人认知和智力功能方面有无衰退的工具。全量表分为 5 个认知方面的内容：定向能力（10 分）、即刻回忆（3 分）、注意力和计算能力（5 分）、延迟回忆（3 分）、语言功能（8 分）（命名、复述、阅读、书写、理解）、视空间觉（1 分）的评估。具体细则如下。

一、定向力

医生会询问患者：现在是星期几？几号？几月？什么季节？哪一年？（每小题 1 分，共记 5 分）；现在我们在哪里：省？市？医院？科室？第几层楼？（每小题 1 分，共记 5 分）。

二、记忆力

医生会对患者说：现在我要说三样东西的名称，在我讲完后，请您重复一遍；请您记住这三样东西，因为几分钟后我会再问您一次，“皮球”“国旗”“树木”，请您把这三样东西说一遍。以第一次回答的答案记分（每小题 1 分，共记 3 分）。

三、注意力和计算力

医生会对患者出简易的计算题：请您算一算 100 减去 7，然后从所得数目再减去 7，如此一直计算下去，请您将每减一个 7 后答案告诉我，直到我说“停止”为止（若错了，但下一个答案是对的，那么只记一次错误），“93、86、79、72、65”（每小题 1 分，共记 5 分）。

四、回忆能力

医生会考察患者的记忆力：现在请您说出刚才我让您记住的那三样东西，“皮球”“国旗”“树木”（每小题 1 分，共记 3 分）。

五、语言能力

医生会对患者出示手表、钢笔，问：“这两个东西叫什么？”（每小题 1 分，共记 2 分）。现在我要说一句话，请您跟着我清楚地重复一遍“四十四只石狮子”（共记 1 分）。我给您一张纸，请您按照我说的去做，现在开始，“用右手拿着这张纸，用两只手将它对折起来，放在您的大腿上（共记 3 分）。然后，请您看看这句话（‘闭上你的眼睛’），并且按它的意思去做（共记 1 分）。最后请给我写一句完整的句子（句子必须有主语、谓语、宾语）（共记 1 分）。”

六、视空间觉

医生会嘱咐患者画图：这是一张图，请您在同一张纸上照样画出来（正确：两个五边形的图案，交叉处有一个四边形）（共记1分）。

例如，某患者能准确知道现在是星期几、几号、几月、什么季节、哪一年，共记5分；知道现在我们在哪个省、市、医院、科室、第几层楼，共记5分；能复述“皮球”“国旗”“树木”共记3分；100减去7，然后从所得数目再减去7，如此一直计算下去直到停止，患者回答了5个答案，计算错了1个，共记4分；患者不能说出刚才要求记住的三样东西（“皮球”“国旗”“树木”）共记0分；能认识手表、钢笔，能复述出“四十四只石狮子”，能拿纸按照指示做（“用右手拿着这张纸，用两只手将它对折起来，放在大腿上”），能看这句话（“闭上你的眼睛”）并且按它的意思去做，不能写完整的话，记7分；不能按照要求画图，记1分。综合记25分，为轻度痴呆。

简易智力状态检查量表总分30分。分数在27～30分表示正常，分数＜27分表示认知功能障碍，21～26分为轻度痴呆，10～20分为中度痴呆，＜10分为重度痴呆。得分越高表示认知功能越好。简易智力状态检查没有时间限制，若有感到困难的项目，不必有过多的压力，心态平和、放轻松，以自己最舒适的方式来完成量表。

本量表的优点在于操作简便，整个检查耗时 5 ～ 10 分钟，特别适用于老年人群。对家中的高龄老人，家属不妨用该表初步测试一下。当然，如要确诊，还是要到医院进行更具体的检查。

第十节　长谷川痴呆量表

长谷川痴呆量表是主要考察患者定向、注意、记忆及计算功能的评定量表，包括 11 个问题，满分 32.5 分，痴呆分界值根据文化程度而异。重点考查瞬时、近期及远期记忆功能，适用于对早期痴呆患者的筛查（表 5.13）。

表 5.13　长谷川痴呆量表

指导语：这是一个他评量表，由医生通过提问的方式对被试者进行评定，对被试者说明："下面我要问你一些非常简单的问题，测试一下你的注意力和记忆力，请你不要紧张，尽力完成。"

题目内容	分数	
1. 今天是几月几号（或星期几）（任意一个回答正确即可）	（1）正确－ 3	（2）错误－ 0

续表

题目内容	分数	
2. 这是什么地方	（1）正确－2.5	（2）错误－0
3. 您多大岁数（±3 岁为正确）	（1）正确－2	（2）错误－0
4. 最近发生了什么事情（请事先询问知情者）	（1）正确－2.5	（2）错误－0
5. 您出生在哪里	（1）正确－2.5	（2）错误－0
6. 中华人民共和国成立年份（±3 年为正确）	（1）正确－3.5	（2）错误－0
7. 一年有几个月（或一小时有多少分钟）（任意一个回答正确即可）	（1）正确－3	（2）错误－0
8. 国家现任总理是谁	（1）正确－3	（2）错误－0
9. 计算 100–7	（1）正确－2	（2）错误－0
10. 计算 93–7	（1）正确－2	（2）错误－0
11. 请倒背下列数字：6-8-2	（1）正确－2	（2）错误－0
12. 请倒背下列数字：3-5-2-9	（1）正确－2	（2）错误－0
13. 先将纸烟、火柴、钥匙、表、钢笔五样东西摆在受试者前，令其说一遍，然后把东西拿走请受试者回忆		
（1）完全正确－3.5　（2）正确 4 项－2.5　（3）正确 3 项－1.5　（4）正确 2 项－0.5　（5）正确 1 项或完全错误－0		

长谷川痴呆量表虽只有 11 项，但包括了常识、识记、记忆、计算和定向 5 个方面的测试，总分为 34 分。评分＞ 32.5 分为正常；22 ～ 32.5 分为亚正常；10.5 ～ 21.5 分为可疑痴呆；0 ～ 10 分为痴呆。

在实践应用中发现，只有严重痴呆者评分才会在 10 分以下。此外还发现，本表用于测试健康人的得分与受教育程度有关，即受教育程度越低得分越少。因此，用长谷川痴呆量表评定是否痴呆，不同文化程度的标准应该有所区别，不要完全用上述得分标准轻易下诊断。

第六章　脑卒中的康复治疗

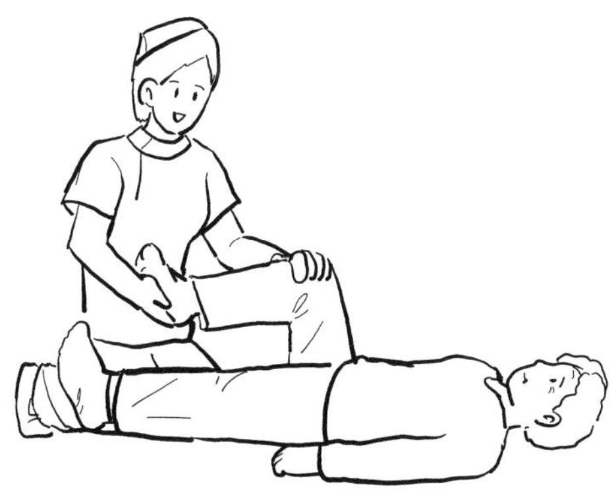

第一节 什么时候做康复治疗?

脑卒中康复是指采取一切措施预防残疾的发生和减轻残疾的影响，以使脑卒中患者重返社会，正常生活。康复不仅是指训练患者去适应周围的环境，还指调整其周围的环境和社会条件以便于他们重返社会。

脑卒中后病情稳定 48 小时即可开始配合康复治疗，越早进行康复治疗效果越好。早期康复的干预，可以避免“少动”造成的关节僵直和肌肉萎缩，减少下肢静脉血栓、压疮和肺炎等会加重病情的并发症发生；也可以避免不适当的活动造成的关节损伤，科学训练，使患者在恢复的过程中少走弯路，加速康复的进程。

脑卒中的最佳康复时间为发病 3 个月以内，因为在这个时期，患者的肌肉还没有很大程度的挛缩，此时进行锻炼，对于肢体活动的恢复比较有益，致残程度也比较低，康复锻炼是循序渐进的，只要避免过度劳累和用力过度，一般不会发生血压波动和心脏病发作，如果抓住脑卒中康复治疗的黄金时期，不仅有可能说好话、走好路，还可能重返工作岗位，正常生活，但是如果康复治疗开始太晚，患者会失去恢复健康、避免后遗症的最佳时机，一般患者发病半年以后，肢体功能障碍趋于稳定，这时康复治疗效果就不太明显了。

一般情况下，偏瘫症状比较轻的人，在术后积极进行康复治疗和理疗的情况下，大概在半年左右即可恢复。但如果偏瘫症状比较严重，或者是患者没有积极配合康复治疗或理疗的情况，可能需要 1 ～ 2 年，甚至是终身伴随后遗症。

第二节　应该怎么做康复治疗？

脑卒中患者康复过程中各方要承担各自的职责：患者要正确认识自己的身体状况，保持积极乐观的心态，和自己的康复医生、技师及临床医生积极沟通，交流心得，使其能够制订更好的康复计划；康复医生和技师、临床医生要根据患者年龄、全身状况、疾病严重程度及发病时间等多方面因素制订综合的康复计划，同时在康复过程中要根据康复情况随时调整方案，使患者获得最佳的康复治疗；患者家属在患者康复过程中要积极参与进去，配合康复医生、技师完成康复计划，同时调整患者心态，在康复过程中遇到任何问题及时与康复医生及技师沟通，使康复治疗更好地进行，使患者更快恢复。

脑卒中患者进行康复锻炼时，应遵循以下原则。

（1）早期康复，只要一般生命体征（体温、呼吸、脉搏和血压正常）平稳48小时以上经综合评估无禁忌证后即应进行康复治疗。

（2）每天根据康复师制订的计划，坚持不懈，持之以恒，否则锻炼效果不易巩固。

（3）逐渐提高运动难度和运动量，一般从翻身训练、坐位训练开始，能独立坐稳后开始站位训练，患者能独自站稳后，让患者重心逐渐移向患腿，训练患腿的持重能力。

（4）在患者可独立站立平衡并可向前迈步时才能开始步行训练。

（5）在患者能独立坐稳后开始作业治疗，内容包括日常生活能力训练，如吃饭、整理个人卫生、穿衣、洗澡、做家务等。

（6）让患者从发音、简单常用的字句开始训练，循序渐进。

（7）进食动作，发病早期实行喂食，以后逐步试行自食，伴吞咽障碍者可暂时鼻饲。

（8）要因人而异，根据各自病情和身体状况来选择适合的锻炼方式和活动量，不能过度锻炼，注意劳逸结合，不能急于求成，特别是心脑血管疾病患者更应注意，防止心动过速、血压过高，避免屏气动作及过度用力，以免诱发心脑血管等疾病，如果运动后出现肌肉紧张、关节疼痛、腰背部不适等说明运动量已经过大，要适当减少。

（9）注意安全，防止意外造成不必要的损伤。

（10）要加强正常肌力及躯干功能锻炼，以代偿残肢功能。

（11）预防废用综合征，防止肩发僵、肢体挛缩畸形等后遗症。

第三节 康复疗程有多长?

一、急性期康复治疗

脑卒中急性期通常是指发病后的 1 ～ 2 周。本期康复治疗目标是通过被动活动和主动参与，促进偏瘫侧肢体肌张力的恢复和主动活动的出现，以及肢体正确的摆放和体位的转换（如翻身等，预防可能出现的压疮、关节肿胀、下肢深静脉血栓形成、尿路感染和呼吸道感染等并发症）。偏瘫侧各种感觉刺激、心理疏导，以及其他相关的床边康复治疗（如吞咽功能训练、发音器官运动训练、呼吸功能训练、心肺康复训练等），有助于脑卒中患者受损功能的改善。

二、恢复早期康复治疗

脑卒中恢复早期（亚急性期）是指发病后的 3 ～ 4 周。本期康复治疗目标除预防常见并发症和脑卒中二级预防以外，应抑制肌肉痉挛，促进分离运动恢复，加强患侧肢体的主动活动并与日常生活活动能力训练相结合，注意减轻偏瘫肢肌肉痉挛。

三、恢复中期康复治疗

脑卒中恢复中期一般是指发病后的 4 ～ 12 周。本期康复治疗目标以加强协调性和选择性随意运动为主，并结合日常生活活动进行上下肢实用功能的强化训练，同时注意抑制异常的肌张力，一部分偏瘫患者的运动障碍与其感觉缺失有关，因此改善各种感觉功能的康复训练对运动功能恢复十分重要。

四、恢复后期康复治疗

脑卒中恢复后期一般是指发病后的 4 ～ 6 个月。本期的康复治疗目标是抑制痉挛，纠正异常运动模式，改善运动控制能力，促进精细运动，提高运动速度和实用性步行能力，掌握日常生活活动技能，提高生存质量。

五、后遗症期康复治疗

脑卒中后遗症期临床上指发病后 6 ～ 12 个月，但一般多在发病后 1 ～ 2 年。导致脑卒中后遗症的主要原因有颅脑损害严重、未及时进行早期规范的康复治疗、治疗方法或功能训练指导不合理而产生误用综合征、危险因素控制不理想致原发病加重或再发等。脑卒中常见的后遗症主要表现为患侧上肢运动控制能力差和手功能障碍、失语、构音障碍、面瘫、吞咽困难、行走困难（包括偏瘫步态、患足下垂等）、大小便失禁、血管性痴呆等，同时注意防止异常肌张力和挛缩的进一步加重，避免废用综合征、骨质疏松和其他并发症的发生，帮助患者下床活动和进行适当的户外活动，注意多与患者交流并进行必要的心理疏导，激发其主动参与的意识，发挥家庭和社会的作用。

第四节　做康复治疗以后能恢复到什么样子？

大约有 70% 的脑卒中患者经治疗后会遗留一些后遗症，随着急性期开通血管的静脉溶栓、动脉取栓这些措施，还有早期的康复治疗的实施，脑卒中的致残率在降低。但是目前仍然有大约 40% 的患者会有后遗症。脑卒中的后遗症有很多方面，比如肢体活动、言语障碍、认知障碍、性格和情绪的改变及焦虑。早期和持续的康复训练有利于这些后遗症的改善。实际上脑卒中的康复治疗贯穿整个脑卒中发生的始终，主要分为两个时期：一个是急性期，这个时期由神经专科医生、康复治疗医生和精神科医生来共同评估制订康复治疗的方案；另一个是恢复期，恢复期也是分阶段的，比如 3 个月以内、3 ～ 6 个月等，分阶段实际上就是在每个阶段都有康复治疗的价值，但是越早、越积极地介入康复，取得的效果可能会更好，所以说脑卒中的康复治疗是贯穿始终的，需要长期坚持。

第五节　如何进行软瘫期的运动治疗？

在常见的物理治疗中，运动治疗占绝大部分比重，故而往往把物理治疗等同于运动治疗。这个疗法多为主动性的康复治疗技术，需要患者主动地进行各种运动训练、行走功能训练等。即便是肢体瘫痪完全不能动的时候，被动运动及按摩也是很重要的，这也属于运动治疗的范畴。

一、软瘫期的定义

软瘫期一般是指发病后 1 ～ 3 周（脑出血后 2 ～ 3 周，脑卒中后 1 周左右）患者生命体征平稳，意识清楚或有轻度意识障碍，但出现肌张力低下或消失，肌肉无自主收缩，腱反射也减退的时期。软瘫期的这种情况会妨碍患者肢体运动功能的恢复，严重影响患者的生存质量。在不影响临床救治、不造成病情加重的前提下，尽早介入康复治疗，对于预防并发症、进一步恢复功能打好基础具有重要意义。脑卒中后软瘫期偏瘫患者的治疗康复方法较多，主要包括运动疗法、物理因子疗法、针刺法及综合康复疗法等，治疗效果一般较好。

二、软瘫期的运动治疗

（一）良肢位的摆放

良肢位与功能位不同，它是一种对脑卒中软瘫期偏瘫患者的康复有积极作用的临时性体位，保持良肢位能有效预防患者出现上肢屈肌模式和下肢伸肌模式状态或减轻其严重程度。如患者无肩痛等不适，应鼓励患者卧床时多采用患侧卧位，由于重力的作用，可以很好地促进患肢感觉的恢复。建议每隔 2 小时切换一种体位。

（二）肢体被动活动

病情较平稳的前提下，应尽早在关节活动度范围内做被动运动（图 6.1），2 ～ 3 次 / 日，肩胛带的前屈、后伸、上举、下降，肩关节的前屈、后伸、外展、内收、内旋、外旋，肘关节的屈曲、伸展，前臂的旋前、旋后，腕关节背屈、掌屈、桡屈、尺屈，髋关节前屈、后伸、外展、内收、外旋、内旋，膝关节的屈曲、伸展，小腿的外旋、内旋，踝关节的背屈、趾屈，足的外翻、内翻，主要目的是保持关节的活动度及预防关节挛缩畸形。

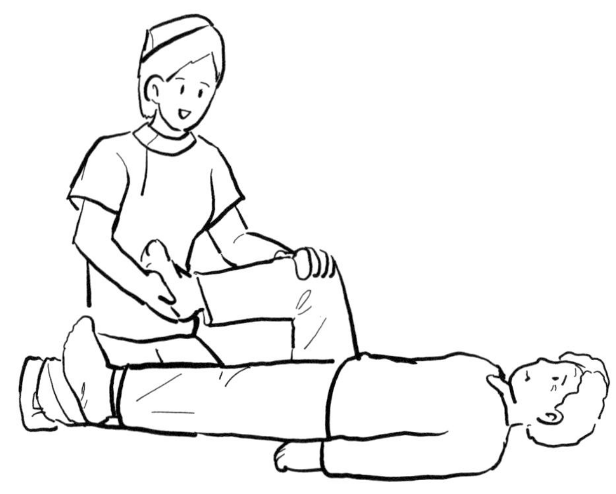

图 6.1　肢体被动活动

（三）推拿按摩

对患肢进行按摩可以促进血液、淋巴液的回流，预防或者减轻肢体水肿。同时，对肢体的推拿按摩也是很好的感觉输入过程，有利于感觉和运动功能的恢复。但要注意按摩的手法应轻柔缓慢，切记不要使用刺激性的手法，对于肌张力有可能升高的肌群采取安抚性质的推摩，对于肌张力低的肌群采取擦摩和揉捏等手法。

（四）主动运动

为了保证病情的稳定，软瘫期的主动运动均是在病床或治疗椅上进行的，主要目的是引导受瘫痪影响相对较小的躯干肌主动活动，诱发肢体的随意运动。内容包括翻身训练、转移训练、坐位训练等。其中坐位训练难度较大，脑卒中患者应尽早达到坐位，并保持正确的坐位，这样有利于躯干抗重力伸展肌群的激活和坐位平衡能力的提高。需要注意的是，训练时需要在家人的保护下进行，患者保持躯干伸直，身体左右对称，体重均匀分布在臀部左右两侧，髋、膝、踝均保持 90°屈曲，双足水平放在地面上（图 6.2）。

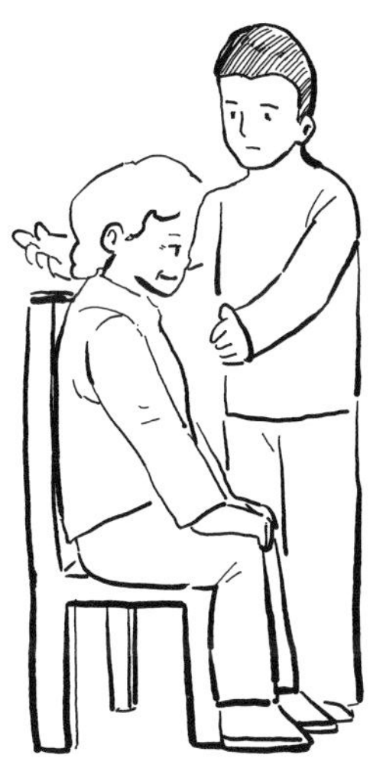

图 6.2　主动运动

第六节　如何进行痉挛期康复训练？

一、痉挛期的定义

一般在软瘫期结束后，肢体开始出现痉挛的症状（可表现为患侧肢体紧张，患侧上肢向胸部勾紧，在家人搀扶下走路呈“画圈”步态，患侧膝盖和脚踝屈曲困难等），并持续 2 ～ 3 个月甚至更久，这既是肢体恢复发展的规律，也是每一位患者必须要经历的阶段，但也有患者恢复速度较快，此时期症状表现不是很明显。此期间的康复训练主要是通过抗痉挛训练以控制异常的运动模式，促进分离运动的出现。

二、痉挛期的运动治疗

（一）抗痉挛训练

此训练的目的主要是抑制肢体痉挛，促进肢体正常运动的出现。利用自身重量，对患肢痉挛肌群主动地、缓慢地、长时间地牵伸。

（1）抑制上肢痉挛训练：将患手五指分开置于床面上，用健侧手支撑患侧肘关节，帮助其保持伸直。逐渐用患侧手支撑身体重心，应当有牵拉感（图6.3）。

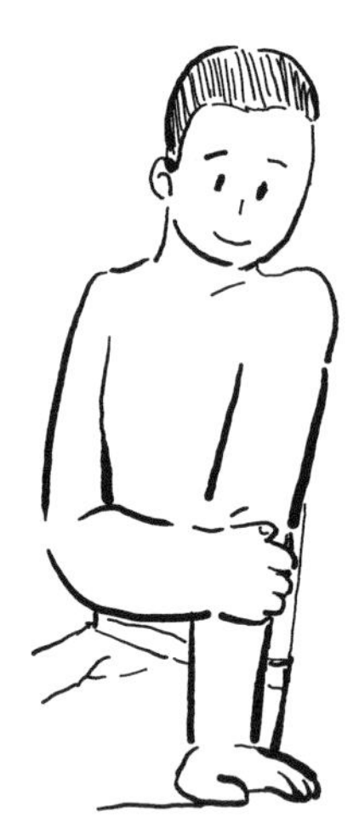

图6.3　抑制上肢痉挛训练

（2）抑制下肢痉挛训练：取仰卧位，双下肢屈曲，双手十指交叉包住膝关节，上身略抬起，保持片刻。

(二) 站立训练

首先进行辅助站立训练，可借助起立床、站立架、平行杠等器械，站立过程中应有人在旁边监护或给予必要的辅助。患者经过辅助站立训练后，应不断强化下肢力量，尽早进入独立站立训练阶段，为步行训练打基础。此阶段推荐多进行坐站转移训练，该训练可以有效提高双下肢肌力，提高控制能力。该训练要求臀部坐在椅子前半部分，两腿适当分开，双手十指交叉相握，双上肢伸直先向前向下移动，使上身前倾，重心前移，在保证前倾姿势下双脚负重，伸展下肢，缓缓站起，站直（图 6.4）。注意需要在有保护的前提下反复训练。

(三) 步行前的准备训练

当患者具备独立坐站转移的能力后，可以开始循序渐进地进行立位平衡训练。刚开始的时候可以借助床栏、平行杠等，或康复师在身旁、身后搀扶。站稳后健侧手短暂地松开，逐渐增加保持平衡的时间。步行前立位平衡的训练重点是身体重心的左右转移及前后转移（图 6.5）。要点包括以下两项。

（1）站立后双脚前后交叉半步，身体重心放在两脚之间。

（2）双脚左右分开站立，身体重心先放在健侧，然后转移到患侧，反复进行重心的转移训练，并逐渐延长患侧脚负重的时间。

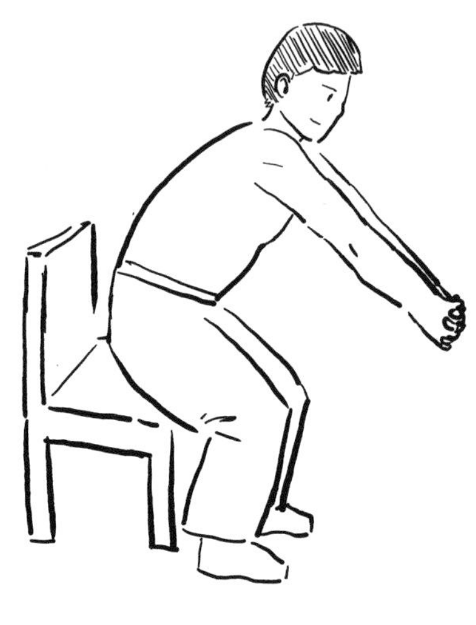

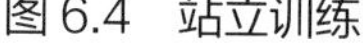

图 6.4　站立训练

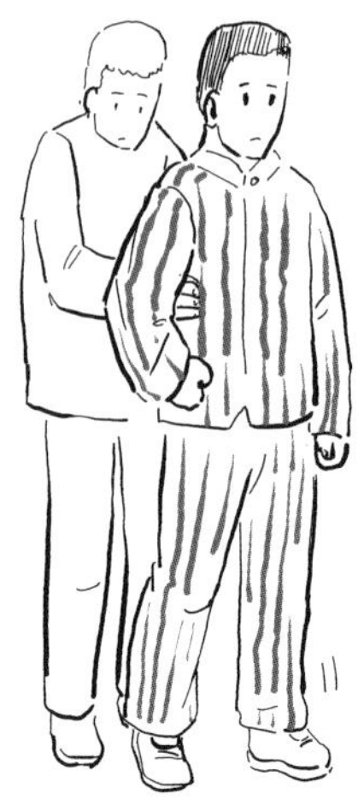

图 6.5　步行前的准备训练

第七节　如何进行恢复期的运动治疗？

一、恢复期的定义

经过系统的康复治疗后，患者的异常模式逐渐减少，肌肉痉挛频率开始降低，出现了一些分离运动，手指也有了粗大的抓握，但是还不能精细操作，踝背屈不充分，膝关节的控制也不好，这时就进入了恢复期。

二、恢复期的运动治疗

（一）促进上肢完全分离运动，训练手指精细活动

训练的重点是前臂的旋前、旋后运动及腕关节的屈伸运动、单个手指的屈伸运动，以及对掌对指运动等。在这个时期也可以借助捏、翻大小不同的木插板或拧螺丝等多种多样的作业活动来辅助练习，也可以由作业治疗师分析患者的工作程序，评估现有的工作能力，设计一些模拟工作的训练，如使用键盘、木工工具、机器操作等（图 6.7）。

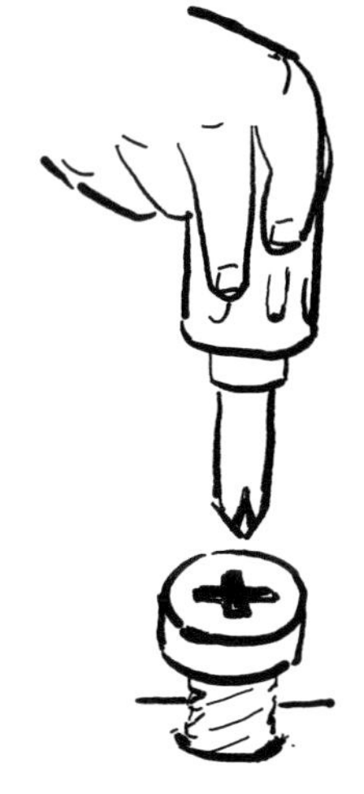

图 6.7　模拟工作训练

（二）抑制足内翻、诱发踝背屈运动

每天对踝关节牵伸后综合运用电刺激、振动刺激、手法促通等方法诱发踝关节背屈活动，也可以通过佩戴足踝矫形器抑制内翻，提高行走的稳定性和效率。

（三）改善步态的训练

可以在镜子前做步行的分解训练，提高对姿势的控制能力。侧方步行训练，激活臀中肌、臀大肌。原地双脚交替踏步训练，改善屈髋、屈膝的能力。

(四) 日常生活方面

扩大日常生活动作范围，自己能做的事情自己做，不依赖家人和照料者。家人也要避免承担过多，要放手给患者自己操作的空间和时间。

第八节　如何进行丰富多彩的作业治疗?

一、作业治疗的定义

作业治疗是指为了恢复患者的身心功能，有目的性、有针对性地从日常生活活动、娱乐活动、职业活动，以及认知活动中选择相应作业给患者进行反复练习，以改善功能、提高独立性的一种治疗方法。作业治疗的目的是尽可能发挥患者的潜力，在自理能力、家务能力及心理、社交甚至工作方面得到最大程度的恢复。

对治疗师而言，作业治疗是指导患者进行的促进功能独立性的、有目的性的活动；对患者而言，作业治疗不仅仅是功能锻炼的继续，还是获得新的生活能力的过程。其重点在于增强手的灵活性、眼手的协调性、对动作的控制能力及完成动作所需的耐力，以进一步提高或改善日常生活能力。同时利用各种材料、工具及一些辅助器具，帮助患者恢复正常的生活方式和工作能力。

治疗师根据患者的不同情况将训练巧妙地贯穿到丰富多彩的活动中，如插木钉板、推磨砂板甚至虚拟游戏等，起到扩大关节活动范围、增强肌力及耐力、使肌张力正常化、改善平衡协调能力及增强机体整体功能水平等作用。作业治疗的适应证非常广泛，凡需改善感知、认知功能及上肢运动功能，提高日常生活能力，调整心理状态的患者，都可以进行作业训练。

二、作业治疗的作用

（一）精神心理方面

（1）患者在作业活动中，不只是付出精力和时间，还应首先在心理上增强独立感，对生活建立起信心。

（2）通过作业活动可以克服注意力涣散的问题，集中精神，提高患者的注意力，增强记忆力。

（3）当患者在作业活动中，通过自己的劳动制作出一件成品或获得成果，使患者心理上有一种收获后的愉快和满足。

（4）宣泄性作业活动，给患者提供一种适当安全的宣泄感情的机会，使患者在心理上达到某些平衡。

（5）文娱性作业活动中，可以调节情绪，放松精神，发展患者的兴趣爱好。

（6）通过集体和社会性活动，能培养患者参与社会活动和重返社会的意识。

（二）克服功能障碍方面

（1）作业活动能调节患者的神经系统功能，改善机体代谢，增强体力和耐力。

（2）作业活动能增强患者的肌力和关节活动范围，尤其是手的精细功能的恢复，在获得独立生活能力方面具有重要意义。

（3）作业活动可以改善患者的运动协调性，增强身体的平衡能力。

（4）合适的作业活动可以减轻患者的疼痛并缓解症状。

（5）认知作业活动可以治疗失认、失用，以及记忆力、注意力和思维等能力的减弱。

（三）提高生活自理能力方面

通过日常生活活动训练和使用自助具，能提高患者翻身、起坐、穿衣、进食、洗沐、修饰、行走、如厕、进行家务劳动等的自理生活能力。

三、作业治疗举例

（一）作业活动

作业活动见图 6.8。

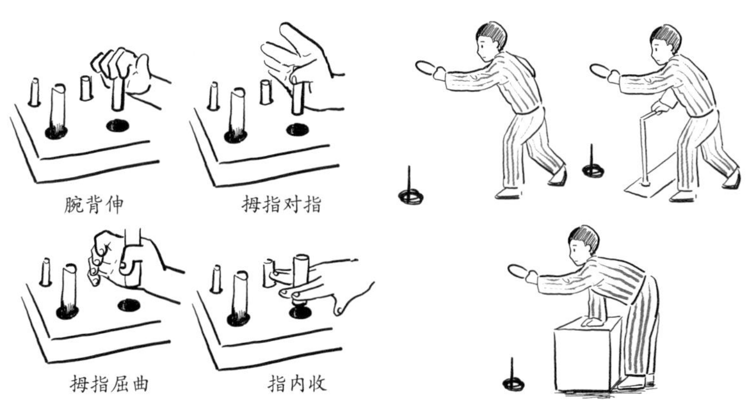

图 6.8　作业活动

（1）选择各种规格的木钉或铅笔，拿在手中并将其上下或前后翻转，有利于提高手的灵巧性。另外，市场上出售的儿童成套玩具，都能训练手的捏、插、拔、拧、转等多方面的功能，具有一定的治疗意义。

（2）下棋、打扑克、套圈等活动，既有娱乐的作用，又是训练手指抓握粗、细等各种形状、大小的物体的良好机会。

（3）文字书写能力训练：针对患者手的功能进行改善，设计一些练习腕关节、手指灵活性的活动内容。尤其是腕关节、手指的快速、应变性动作。例如，擦黑板、擦桌子、拧螺丝、用卷笔刀削铅笔等动作。

（二） 自我牵伸

自我牵伸是患者在通过治疗师的讲解后，在治疗师的指导下，独自完成的一种牵伸技术。当偏瘫患者上肢处于痉挛模式时，就需要做一些各关节的简单牵伸运动，以维持并扩大各关节活动度，从而提高运动能力，提高日常生活能力。

（三） 肩部肌肉

（1）增加肩前屈活动范围：当上肢前屈不到 90°时，可侧坐在桌旁。牵伸侧上肢放在桌上，伸肘，前臂旋前，非牵伸侧手放在牵身侧上臂上面，身体向前方及桌子方向倾斜，以牵伸肩后伸肌群（图 6.9）。

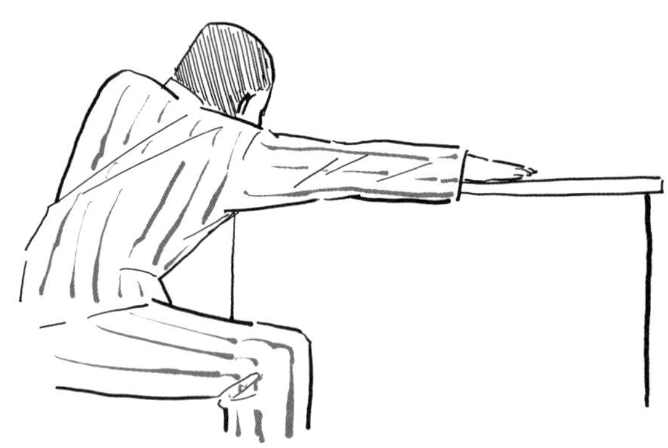

图 6.9　增加肩前屈活动范围

（2）增加肩后伸活动范围：背对桌子而坐。牵伸侧上肢后伸，手放在桌上，非牵伸侧手放在牵伸侧肩部以固定肩关节，身体向前并向下运动，以牵伸肩前屈肌群（图 6.10）。

（3）增加肩外展活动范围：当上肢外展不到 90°时，可坐在桌旁。牵伸侧上肢放在桌上，伸肘，前臂旋前。非牵伸侧手放在牵伸侧上臂上面，身体向下及桌子方向倾斜（图 6.11）。

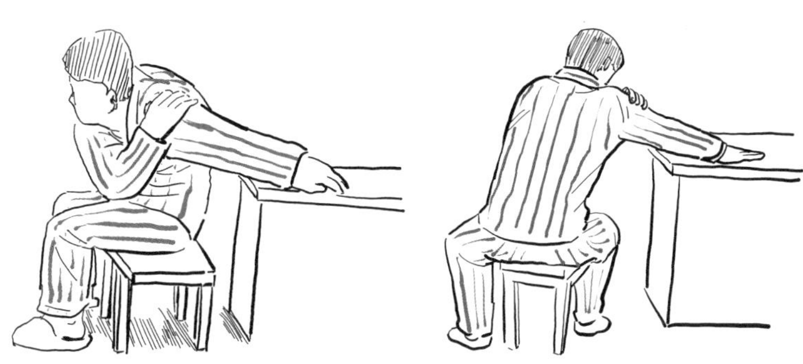

图 6.10　增加肩后伸活动范围　　　　图 6.11　增加肩外展活动范围

如果上肢外展超过 90°，可侧对墙边站立，牵伸侧肩外展，屈肘，前臂放在墙上，牵伸肩内收肌群。非牵伸侧手放在牵伸侧肱骨近端，固定肩关节，身体缓慢下蹲，以牵伸肩内收肌群。通常水平双侧内收肌均较紧，牵拉技术两侧都可运用，也可让患者站于墙角进行自我牵拉（图 6.12）。

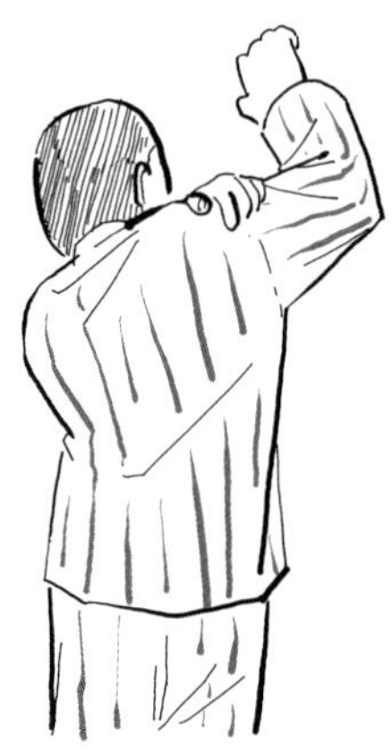

图 6.12　患者站于墙角进行自我牵拉

（4）增加肩旋转活动范围：患者侧坐桌旁。牵伸侧上肢屈肘90°平放在桌上，牵伸内旋肌群时，前臂掌面离开桌面。牵伸外旋肌群时，前臂掌面向桌面运动，牵伸肩内旋肌群（图 6.13）。

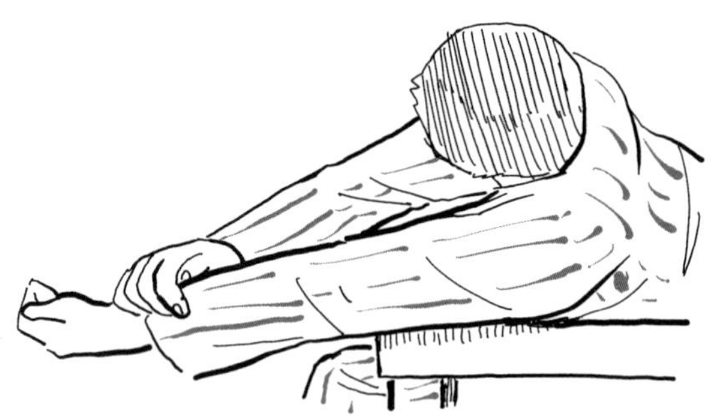

图 6.13　增加肩旋转活动范围

（5）增加肩胛骨活动范围：患者靠墙站立。牵伸侧上肢外展，屈肘，肘部接触墙壁，手放在头后面，头部转向牵伸侧，稍前屈。牵伸时身体稍向下蹲，使肩胛骨上旋。也可以坐在治疗床边，牵伸侧手抓住床沿，头转向非牵伸侧并前屈，非牵伸侧手放在头的对侧。牵伸时双手同时反方向用力，使肩胛骨向下运动（图6.14）。

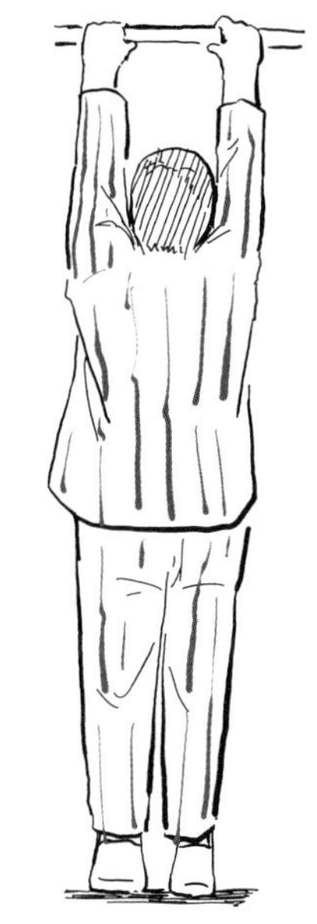

图 6.14　增加肩胛骨活动范围

（四）肘部肌肉

（1）增加伸肘活动范围：患者背向床头坐，双手握住扶手。伸肘，上身向前，借助上身重量牵伸屈肘肌群。

（2）增加屈伸肘关节活动范围：悬吊肋木或双手握住单杠，双足悬空，借助身体重量牵伸肩、肘部肌群。

（3）增加旋前或旋后：非牵伸侧手握住牵伸侧前臂的远端，牵伸侧前臂主动旋前或旋后牵伸，使旋前或旋后活动达到最大的范围。

第九节　如何进行感觉障碍的康复训练?

一、感觉的定义

感觉是人的感受器在接受刺激后经传入神经纤维传导到大脑的感觉中枢，经感觉中枢综合、分析，以辨别刺激和性质。简单分类：浅感觉、深感觉和复合感觉。

浅感觉的感受器位于皮肤和黏膜，感受从外界直接加于皮肤或黏膜表面上的刺激，包括触觉、痛觉、温度觉。浅感觉障碍表现为感觉减退或丧失、感觉过敏和感觉异常。

深感觉的感受器则在肌肉、肌腱、骨骼、关节、韧带内，感受身体内部发生的、与保持身体位置或运动功能有关的刺激，包括运动觉、位置觉、震动觉。深感觉障碍表现为协调障碍，即运动失调。

复合感觉（皮质感觉）包括形体觉、定位觉和两点辨别觉。复合感觉在深、浅感觉正常时才能检查。大脑中枢（中央后回中部 1/3）综合机构发生障碍，对物体不能辨认，因此患者闭眼时不能了解物体的形状、大小、质地。这种感觉障碍较常见于脑卒中偏瘫和神经炎患者。

二、感觉障碍训练

（一）感觉障碍训练的原则

（1）纠正肌紧张使其正常化，抑制异常姿势和病理性运动模式。

（2）避免由施加感觉刺激而引起的痉挛加重。

（3）可以选择多种类的刺激方式，但每一种刺激或者同一个动作需要反复、多次、长期地进行。

（4）根据感觉障碍的程度选择适当的训练用具和训练方法。

（5）感觉训练要由易到难，由简单到复杂，循序渐进。

（二）感觉障碍训练的方法

感觉再教育技术是教授患者注意和理解各种感觉刺激。适用于能够感觉到针刺、温度变化及压力，但触觉定位、两点分辨及触觉识别功能受损的患者。感觉再教育技术强调感觉康复要与神经再生的时间相配合。移动轻触感、保护性感觉和触觉恢复或 30 Hz 震动感恢复时，即可开始。

（三）感觉再教育的基本原则

（1）每一项活动都要在有和无视觉反馈两种情况下进行。

（2）训练活动的分级可从不同的角度进行，既要有难度又不能使患者产生畏难和沮丧的心情。

（3）感觉测验和训练时要求环境安静无干扰。

（4）每次治疗时间不宜过长（10 ～ 15 分钟），每天 2 ～ 4 次。

（5）感觉再教育需要持续相当长的一段时间。结束治疗后，患者仍要继续积极地用手去完成各种精细活动，只有这样，感觉再教育中所获得的进步才能够得到巩固和加强。

（四）脑卒中后感觉障碍的再教育

增加偏瘫患者感觉输入举例如下。

（1）在皮肤上涂擦护肤液。

（2）用粗糙的毛巾摩擦皮肤表面。

（3）揉面或揉捏不同硬度的橡皮泥。

（4）用手洗小件衣服。

（5）制陶。

（6）编织或刺绣。

（7）将各种器皿把手或手柄的表面材料或形状进行改造以提供更多的触觉刺激。

（8）电刺激。

（五）脑卒中后感觉障碍作业训练

促进恢复感觉训练方法举例如下。

（1）用坐位时患侧上肢支撑体重的方法，达到同时训练运动功能和感觉功能的目的。在支撑手掌的下面，可以替换放置一些手感、质地不同的材料。

（2）在感觉训练方面充分运用木钉盘活动。将制作的一些木块、木棒周围分别缠绕一层各种不同的材料，如丝绸、纱布、海绵等，指导患者拿放。

（3）文体活动：利用各种球类，如乒乓球、网球、高尔夫球等，以及充当棋类游戏的棋子加工后使用。总之，生活中可以接触到的各种物体的刺激，都能够提供给患者。

（六）训练的注意事项

训练循序渐进，由易到难，由简到繁，由慢到快。对于缺乏保护性感觉的患者应遵循下列指南。

（1）避免将受累区域接触冷、热和锐利的物体。

（2）当抓握一个工具和物体时，有意识地不要用过大的力。

（3）物件的把手应尽量粗大。

（4）不使患手持物过久。

（5）经常变换工具，以免患区长时间受压。

（6）经常注意有无皮肤红、肿、发热等受压指征，发现受压指征即应休息。

（7）如果有水疱、破溃或其他创伤发生，应及时治疗，以免皮肤进一步感染。

（8）经常保持手的柔软、湿润。

感觉训练的内容应与感觉评估的结果相吻合。感觉功能的训练不应与运动训练割裂，必须建立感觉—运动训练一体化的概念，正确的感觉依赖于身体良好的位置、正常的肌肉张力与正确的运动方式，以及提供不同的刺激物与日常生活活动相结合。

第十节　如何进行言语及认知障碍治疗？

一、言语障碍

言语障碍康复指通过各种手段对有言语障碍的患者进行针对性的治疗。为了改善语言功能，促进交流能力的获得或再获得，我们必须科学有效地进行言语训练。训练时我们应坚持的原则：早期开始、及时评定、循序渐进、及时给予反馈、患者主动参与等。另外，治疗形式也是多元化的，包括“一对一”训练、自主训练、小组训练、家庭训练等。

（一）失语症

失语症是由脑部器质性损伤所致的语言符号形成和解释能力的障碍，以及在语言学成分编码和译码效能方面多种语言的丧失或障碍，特点是在语言的意思、形式、结构和应用方面出现障碍，具体表现在听、说、读、写四个方面。

1. 失语症的病因

脑血管病变、脑外伤、脑肿瘤、脑组织炎症、尼曼-皮克病和阿尔茨海默病；其他疾病，如脑型疟疾、脑型血吸虫病、感染性疾病等。

2. 失语症的分类

（1）运动性失语症：也称表达性失语症、口语性失语症、皮质运动性失语等，为大脑 Broca 区受损引起。特点是不能说话，或者只能表达部分词语。

（2）感觉性失语症：又称感受性失语、Wernicke 失语症等，由大脑 Wernicke 区受损引起。特点是患者听觉正常，但不能听懂他人评论的意义，虽有说话能力，但词汇、语法错误、紊乱，常答非所问，讲话内容无法使人真正了解，但常能正确模仿他人语言。

（3）命名性失语症：又称记忆缺失性失语症，特点是患者言语、书写能力存在，但词汇遗忘很多，物体名称遗忘尤为明显。受损部位为枕叶和颞叶交界处。

（4）失读症：病变主要在角回，特点是患者无视力障碍，看到原来认识的文字符号却读不出字音，亦不知意义，多伴有失写、失算、体象障碍、空间失认等。

（5）失写症：一般认为是位于额中回后部的 Exner 区受损所致，患者虽能听懂别人的语言，但自动书写能力丧失，默写和抄写亦不可能，给予文字的模型碎块，也不能拼凑成完整的文字。

（6）词聋：指理解口语的能力受损，大多见于双侧颞叶的损伤，纯词聋罕见。

3. 影响失语症预后的因素

外伤和手术导致的失语症比由脑卒中引起的失语症治疗效果好。单一原发病灶的预后优于复发、多发病灶者。早期治疗效果较好。智力、文化程度越高受损越重，但预后也较好。理解力及书写能力受损的程度越重，预后越差。Broca 失语较 Wenicke 失语预后好。

4. 失语症的治疗目标

（1）轻度失语：命名性失语、传导性失语、部分运动性失语、经皮质运动性失语。目标是改善言语和心理障碍，适应职业需要。大部分能恢复工作，生活自理。

（2）中度失语：运动性失语、感觉性失语。目标是发挥残存能力及改善功能，适应日常交流需要。一般可以达到日常生活自理的交流能力。

（3）重度失语：混合性失语、完全性失语。目标是尽可能发挥残存能力以减轻家庭帮助。一般都不能达到日常生活自由交流的水平。

5. 失语症的治疗时机及治疗程序

（1）治疗时机

1）开始时间：病情稳定，意识清楚，能够耐受集中训练至少 30 分钟。

2）停止训练：全身状态不佳、意识障碍、重度痴呆、拒绝或无训练动机及要求者、接受一段时间的系统语言训练已达持续静止阶段。尽管发病 3 ～ 6 个月为失语症恢复的高峰期，但对发病 2 ～ 3 年后的人，只要努力去康复训练，也有一定概率进一步恢复。

（2）治疗程序

1）训练课题选择与具体操作：训练中选择的课题，应设计在成功率为 70% ～ 80% 的水平。

2）语言训练期的训练：①言语功能。词汇理解与表达训练、句法能力训练、失用的训练、读字的训练、书写训练、计算功能训练。②实用交流能力。交流策略训练、运用手势及笔谈的训练、自助具操作训练。

6. 失语症的治疗技术

（1）刺激促进法：传统刺激法、阻断去除法、功能重组法。

（2）实用交流能力训练：重视常用的原则；重视传递性的原则；调整交流策略的原则；重视交流的原则。

（3）交流效果促进法。

（4）言语失用的治疗。

（5）替代与补偿交流训练：手势语、图画、交流板和交流图册、电脑及仪器辅助交流系统等。

（二）构音障碍

构音障碍是由神经病变、与言语有关的肌肉麻痹、收缩力减弱或运动不协调所致的言语障碍。此定义强调呼吸运动、共鸣、发音和韵律方面的变化，从大脑到肌肉本身的病变都可引起言语症状。病理基础为运动障碍，所以又称为运动性构音障碍，此种障碍可以单独发生，也可与其他言语障碍同时存在，如失语症合并构音障碍。

1. 康复评定

采用 Frenchay 构音障碍评定法，检查内容包括 8 大项，28 小项。每项按严重程度分为五级：a 正常；b 轻度异常；c 中度异常；d 明显异常；e 严重异常。

（1）反射：①咳嗽，询问患者吃饭或喝水时，是否会咳嗽或呛住。②吞咽，喝 140 mL 温开水、吃两块饼干。喝水正常 4 ～ 15 秒，平均 8 秒，＞ 15 秒为异常缓慢。③流涎，询问患者是否有流涎，并于会话中观察。

（2）呼吸：①静止状态，观察患者未说话时的状况。如有困难，要求其先用嘴深吸气，听到指令后尽可能缓慢地呼出，记下所用秒数。正常用时平均 5 秒。②言语时，问患者平时有无气短。令其尽可能快地一口气从 1 数到 20（10 秒内），观察呼吸次数。

（3）唇：①静止状态。②唇角外展，夸张笑。③闭唇鼓腮，吹气鼓腮坚持 15 秒，若有漏气，捏住鼻子，让其连发“p”音 10 次。④交替动作，令其在 10 秒内重复发“u”“i”音（不必发声）10 次。⑤言语时，观察唇的动作及发音口形。

（4）颌：静止状态时的位置；言语时的位置。

（5）软腭：①反流，询问并观察患者吃饭或饮水时是否有水或食物进入鼻腔。②抬高，令发“a-a-a”音5次，观察发音时软腭的运动。③言语时，观察有无鼻音或鼻漏音，说“妹、配”和“内、贝”。

（6）喉：①发音时间，尽可能长时间地发“a”音。②音高，观察患者唱音阶时的状况。③音量，令从1数到5，逐次增大音量。④言语，会话中观察患者的发音清晰度、音量及音高。

（7）舌：①静止状态，张嘴1分钟、观察。②伸出，完全伸出并收回5次（4秒内4次）。③抬高，令张嘴，连续向上、下伸舌5次（6秒内）。④两侧运动，令伸舌并左右摆动5次（4秒内）。⑤交替运动，令尽可能快地说“喀、拉”10次。⑥言语时，记录会话中舌的运动。

（8）言语可理解度：①读字，逐一读出12张字卡片，记录治疗师听懂的字。②读句，用句卡片同前方法进行。③会话，尽量持续5分钟，记录能听懂患者言语的比例。④速度，从会话的录音带中计算字数/分（正常100～120字/分）。

2. 康复治疗

（1）治疗原则

1）针对言语表现进行治疗：治疗主要针对异常的言语表现，而不是按照构音障碍的类型来进行治疗。

2）按照评定结果选择治疗顺序：一般按照呼吸、喉（发声）、腭和腭咽区、舌体、舌尖、双唇和下颌运动进行训练。轻中度患者以自主训练为主，重度患者则需要进行辅助手法治疗。

3）选择适当的治疗方法和强度：避免过度疲劳，但需要一定的频度和次数，也强调运动的幅度和力量。早期治疗可以先从每次 30 分钟开始。

（2）构音器官运动功能训练

1）训练前准备：尽可能取端坐位；松弛训练（颈部放松、全身放松）。

2）呼吸训练。

3）下颌运动功能训练。

4）口唇运动功能训练。

5）舌运动功能训练。

6）鼻咽腔闭锁功能训练（软腭训练）。

（3）发音训练

1）内容：发音启动、持续发音控制、音量控制、音高控制、鼻音控制。

2）语音训练：构音组合、句子组合。鼓励观察治疗师发音口型。

3）语言节奏训练：共济失调型和运动减退型构音障碍者存在重音、语调和停顿不当与不协调等异常，应进行针对性训练。构音点不同音的组合训练，如“pa-da-ka”；构音点相同音的组合训练，如“ba-ma-pa”；无意义音节组合训练，如“ha-hu”“mi-ki”；有意义音节组合训练，妈妈、棉帽；句子水平的组合训练，诗歌、短文等。

（4）言语代偿交流方法训练

1）交流板：40 cm×45 cm，建立运用意识，以及在会话中应用交流板的技巧等。

2）交流手册。

3）电脑。

二、认知障碍

（一）注意障碍

注意是一种在指定时间内关注某种特定信息的能力，集中是在相应的时间段里应用注意活动的能力。根据参与器官的不同，可以分为听觉注意、视觉注意等。注意障碍测试总是和某些心理过程的障碍相联系，主要包括以下几种。

（1）视觉注意测试：视跟踪、形态辨认、删字母等。

（2）听觉注意测试：听认字母、重复数字、词辨认、声辨认等。

（3）其他：韦克斯勒记忆量表中的数字长度分测试和韦克斯勒智力量表中的算术测试、数字广度测试、数字符号测试等。

（二）记忆障碍

记忆是人对过去经历过的事物的一种反应，可分为长时记忆、短时记忆和瞬时记忆 3 种。记忆障碍指患者不能再学到新的信息，他们忘掉了昨夜的来访者，忘掉了进餐时吃的是什么食品等。

（三）认知障碍的训练

1. 定向能力训练

每天对患者进行空间、时间的问答刺激。让患者能区别上下左右，知道自己所处的位置、地点和时间。

2. 注意力训练

要求患者保持一段时间的注意力，并逐渐延长注意时间和内容。例如，安排患者看一段录像或电影、听一段录音或学习一项简单的技能，通过逐渐调整时间长度和内容提高注意力，注意选择多样性内容以吸引其注意力。

（1）猜测游戏：取两个杯子和一个弹球，让患者注意看着由训练者将一杯反扣在弹球上，让其指出球在哪个杯里，反复数次。如无误差，改用两个以上的杯子和多种颜色的球，方法同前，扣上后让患者分别指出各颜色的球被扣在哪里。

（2）删除作业：在白纸上写汉字、拼音或图形等，让患者用笔删去指定的汉字、拼音或图形，反复多次无误差后，可增加汉字的行数或词组。

（3）时间感：给患者秒表，要求患者按训练者指令开启秒表，并于10秒内自动按下停止。以后延长至1分钟，当误差小于2秒时改为不让患者看表，开启后心算到10秒停止，然后时间可延长至2分钟，当每10秒钟误差不超过1.5秒时，改为一边与患者讲话，一边让患者进行上述训练，要求患者尽量不受讲话影响而分散注意力。

（4）数目顺序：让患者按顺序说出或写出0～10的数字，或看数字卡片，让他按顺序排好。反复数次，成功后改为按奇数、偶数或逢5的规律说出或写出一系列数字。

（5）代币法：让训练者用简单的方法在30分钟的治疗中，每2分钟记录1次患者是否注意治疗任务，连记5日作为行为基线。然后，在治疗中应用代币法，每当患者能注意治疗时就给予代币，每次治疗中患者得到的代币数要达到给定值才能换取患者喜爱的食物，当注意改善后，训练者逐步提高上述的给定值。

3. 提高醒觉能力训练

促醒训练对意识障碍的患者非常重要。尤其是一些处于植物状态的患者。促醒的方法以感觉刺激为主。对于脑损伤意识障碍患者，可以通过不同节律、频率、音调的声音刺激；身体皮肤的触摸、擦刷、拍打、按摩、温度刺激，以及配合关节的被动活动、挤压、牵伸或通过体位变化、光线刺激等逐渐提高患者醒觉水平，使其逐渐恢复意识和醒觉状态。

4. 抽象思维能力训练

包括对不同概念的理解和定义，学会对不同物种进行分类，如食品（胡萝卜、青椒、鸡蛋、土豆、香肠等）、家具（写字台、沙发、书柜、椅子等）、衣物（衬衣、长裤、背心、鞋子、帽子等）、家用电器（电视机、电风扇、电冰箱、洗衣机、空调等）、梳洗用具（牙刷、牙膏、肥皂、毛巾等）、学习用具（铅笔、钢笔、纸等）的分类。学会从一般到特殊推理，能够列出各种类别并举出具体实例，例如，食物（如土豆或花生）、工具（如钳子）、植物（如松树或柳树）、职业（如医生或秘书）、宠物（如狗或猫）等。学会找出不同事件之间的关联。经常向患者提出一些一般问题，如上街钱包丢了怎么办？出门回来忘了带钥匙怎么办？到新地方迷了路怎么办？学会从新闻、天气预报及广播电视体育、文娱、广告等节目，以及书籍、杂志、报纸中提取相关信息和资料，帮助患者提高分析、解决和处理问题的能力，学会处理各种事物，协调好人际关系。

5. 学习能力训练

包括计算能力的训练，如练习 54+47，67-39，15×6，90÷15 等简单的加减乘除运算，逐渐增加运算难度，提高运算速度。学习做饭等各种日常活动和家务活技能。学习动作的组合及顺序排列，如学习阿拉伯数字、英文字母的排列，星期、月份、年份的排列顺序，学习计划和安排工作的日程。学会基本的家庭预算，如每月工资用在房租、水电、伙食、衣着、装饰、文化、娱乐、保健、医疗、预算外支出等方面的分配是否合理。

6. 记忆能力训练

包括短期和长期记忆、简单记忆和复杂记忆等。通过启发和诱导帮助患者回忆一天做的事情，回顾自己的出生日期、近期事件和远期事件。通过玩牌训练长期记忆，通过趣闻趣事的讨论训练远期记忆。

7. 社交能力训练

加强与外界的交往能力（包括口头、非口头）训练，开始可以是治疗师与患者共同完成一些游戏性作业、外出购物、郊游等，帮助其参加集体活动，观看各种比赛，参加舞会、座谈会等，选择一些集体性作业项目（如集体舞、团体操、打排球等），训练患者与他人之间的相互合作与交流能力。学会利用电话、书信、电子邮件与不同类型的人交往，不断树立自信心，提高社交能力。

8. 改善自知力训练

额叶损伤常见自知力缺陷，如不克服，患者将不承认自己患病，不接受治疗和训练，或即使接受也会确定不现实的目标，严重影响治疗。通过自知力的训练，使患者能发现自己的缺陷，认识缺陷的含义，并学会从各种行为中分辨出有效的行为。

改善对自身缺陷的察觉：如用手机录制并向患者播放一段针对暴露其在一些活动中的缺陷的录像，向患者指出哪些是对的，哪些是错的，并逐步将播放录像的任务交给患者，要求患者在录像中发现自身错误时停住，由自己叙述错误的所在。

改善感知功能：让患者观看一群颅脑损伤患者的集体活动，并让其观察和记下其中某一患者的错误，一起分析错误的特征和原因。

改善对现存缺陷和远期目标之间差距的认识：具体详尽地讨论患者的长期目标和期望，拟定一个为了达到这一目标所需技能的详尽的一览表，和患者讨论哪些已掌握，哪些尚不足。

第十一节　如何进行吞咽功能治疗？

一、下颌、面部及腮部练习

加强上下颌的运动控制能力、力量及协调能力，从而提高进食及咀嚼功能。

（1）把口张开至最大，维持 5 秒钟，然后放松。

（2）将下颌向左右两边移动，维持 5 秒钟，然后放松，重复做 10 次。

（3）把下颌移至左 / 右边，维持 5 秒钟，然后放松，或夸张地做咀嚼动作，重复做 10 次。

（4）张开口说“呀”，动作要夸张，然后迅速合上，重复做 10 次。

（5）紧闭嘴唇，鼓腮，维持 5 秒钟，放松，再将空气快速地在左右面颊内转移，重复做 5 ～ 10 次。

（6）下颌肌痉挛的训练方法：①牵张方法，小心将软硬适中的物体插入患者切齿间令其咬住，逐渐牵张下颌关节使其张口，持续数分钟至数十分钟不等。②轻柔地按摩咬肌，可降低肌紧张。③训练下颌的运动，开口与闭口时均做最大的阻力运动，如用力咬住臼齿及开口时给予最大阻力。

（7）咀嚼器训练：应用不同厚度的咀嚼器（牙胶），进行咬合运动训练，根据患者的情况进行单侧、双侧、横咬合，以增加下颌骨稳定性及张口的能力，增强咬肌的力量。

二、唇部练习

（一）加强唇的运动控制能力、力量及协调能力，提高进食及吞咽功能

（1）咬紧牙齿，说“衣”音，维持 5 秒钟，做 5 次。

（2）拢起嘴唇，说“乌”音，维持 5 秒钟，做 5 次。

（3）说“衣”音，随即说“乌”音，然后放松。快速重复 5 ～ 10 次。

（4）闭紧双唇，维持 5 秒钟，放松。重复做 5 ～ 10 次。

（5）利用口部吞咽训练器中的压舌板辅助训练：双唇含着压舌板，用力闭紧及拉出压舌板，与嘴唇抗力，维持 5 秒放松。重复做 5 ～ 10 次。压舌板放嘴唇左面，用力闭紧，拉出对抗嘴唇咬合力。然后放右面再做。重复做 5 ～ 10 次。

（6）重复说“爸”音 10 次。

（7）重复说“妈”音 10 次。

（8）闭紧嘴唇，然后发“拍”音。重复做 10 次。

（9）吹气练习：吹气 / 吹风车 / 吹肥皂泡 / 吹哨子等。

（二）唇肌张力低下时的训练方法

用手指围绕口唇轻轻叩击；用冰块迅速敲击唇部 3 次；用压舌板刺激上唇中央；令患者在抗阻力下紧闭口唇。

将一个栓线的纽扣放置于嘴唇与牙齿之间，检查者手轻轻拉线，让嘴唇进行抗阻运动，以增强双唇力量。

在唇间涂不同的食物，如酸奶、花生酪，鼓励患者闭唇抿食物。

三、舌训练

（一）加强舌的运动控制能力、力量及协调能力，提高进食及吞咽功能

包括训练做舌肌的侧方运动，练习舌尖和舌体向口腔背部升起、面颊吸入、舌体卷起、抗阻等动作。具体方法如下。

（1）把舌头尽量伸出口外，维持 5 秒，然后缩回，放松，重复做 5 ～ 10 次。

（2）使舌头尽量贴近硬腭向后缩回口腔内，维持 5 秒，然后放松，重复做 5 ～ 10 次。

（3）快速地伸缩舌，重复做 5 ～ 10 次。

（4）张开口，舌尖抬起到门牙背面并伸出，维持 5 秒，然后放松，重复做 5 ～ 10 次。

（5）张开口，舌尖抬起到门牙背面，贴硬腭向后卷，即卷舌，连续做 5 ～ 10 次。

（6）舌尖伸向左唇角，再转向右唇角，各维持 5 秒，然后放松，连续做 5 ～ 10 次。

（7）用舌尖舔唇一圈，重复 5 ～ 10 次。

（8）伸出舌头，用压舌板压向舌尖，与舌尖抗力，维持 5 秒，重复 5 ～ 10 次。

（9）把舌头伸出，舌尖向上，用压舌板压着舌尖，与舌尖抗力，维持 5 秒，重复 5 ～ 10 次。

（10）把舌尖伸向左唇角，与压舌板抗力，维持 5 秒，随即把舌头转向右唇角，与压舌板抗力，维持 5 秒，然后放松，重复连续做 5 ～ 10 次。

（11）重复发“da”音 10 次。

（12）重复发“ga”音 10 次。

（13）重复发“la”音 10 次。

（14）重复发“da”“ga”“la”音 10 次。

（二）“爆米花”练习

指示患者维持中等高度张口位，将一粒爆米花或相类似的食物放在上齿龈之上，用舌尖顶在爆米花上 5 秒。5 秒以后，患者可以吃掉爆米花或吐出。连续重复练习 5 次。运用舌运动训练器辅助训练，使舌尖向前、中、后各个方向运动，增加舌运动的灵活性。

四、腭咽闭合训练

（1）口含住一根吸管（封闭另一端）做吸吮动作。感觉腭弓有上提运动为佳。

（2）两手在胸前交叉用力推压，同时发“ka”或“a”音；或按住墙壁或桌子同时发声，感觉腭弓有上提运动。

（3）寒冷刺激：用冰棉棒刺激软腭、腭弓、咽后壁及舌后部，同时发“a”音。

五、咽和喉部功能训练

咽和喉部功能障碍主要表现在吞咽的咽相，由于咽及喉肌收缩力弱，声门关闭不全，导致咽相吸入。

（1）伸展头颈部，施阻力于颏部持续 5 秒，以促进低头的出现，有利于吞咽。

（2）舌体背伸抵于软腭。

（3）用假声发声上提喉部。

（4）吸吮吹气。

六、呼吸训练

（1）腹式呼吸：患者卧位屈膝，治疗师两手分别置于患者的上腹部，让患者用鼻吸气、以口呼气，呼气结束时上腹部的手稍加压于上方膈部的方向，患者以此状态吸气。卧位腹式呼吸熟练掌握后，可转为坐位练习，逐渐增加难度，最后将腹式的呼气步骤转换为咳嗽动作。强化咳嗽力量有助于除去残留在咽部的食物。

（2）缩口呼吸：用鼻吸气后，缩拢唇呼气（或缩拢唇发“u”“f”音），呼气控制时间越长越好。

（3）强化声门闭锁：具体操作方法是患者坐在椅子上，双手支撑椅面做推压运动和屏气。

七、其他增强吞咽运动功能的训练

（一）口部运动训练器辅助训练

常见的有咀嚼器、舌尖运动训练器、舌前位运动训练器、舌后位运动训练器、下颌运动训练器、悬雍垂运动训练器、舌肌刺激器、唇肌刺激器、套指型乳牙刷、压舌板、软腭运动训练器、发声器、负压吸引器、冰手指等，对构音器官进行各个方向、位置的主动、辅助和被动三种形式的功能训练，促进下颌分离，提高两侧咬肌肌力，提高舌的灵活性，提高口腔控制能力及口部运动能力，从而改善吞咽功能。

（二）Shaker 训练法

Shaker 训练法即头抬升训练法，也称等长 / 等张吞咽训练。目的是：①增强有助于食管上括约肌开放的肌肉力量，通过强化口舌及舌根的运动范围，增加食管上括约肌的开放；②减少下咽腔食团内的压力，使食团通过食管上括约肌入口时阻力较小、改善吞咽后食物残留和误吸。具体方法是让患者仰卧于床上，尽量抬高头使眼睛看自己的足趾，但肩不能离开床面，重复数次。

（三）Masake 训练法

Masake 训练法又称为舌制动吞咽法。目的是在吞咽时，通过对舌的制动，使咽后壁向前突运动，与舌根部相贴近，增加咽部的压力，使食团推进加快。具体训练方法是吞咽时，将舌尖稍后的小部分舌体固定于牙齿之间或治疗师用手拉出一小部分舌体，然后让患者做吞咽运动，使患者咽壁向前收缩。此方法主要用于咽后壁向前运动较弱的吞咽障碍患者。

（四）温度刺激训练

感觉促进综合训练和冷刺激训练：患者开始吞咽之前给予各种感觉刺激，使其能够触发吞咽，称感觉促进法。其方法包括以下几种。

（1）把食物送入口中时，增加汤匙下压舌部的力量。

（2）给予感觉刺激较强的食物，例如，冰冷的食团、有触感的食团（如果酱），或有强烈味道的食团。

（3）给予需要咀嚼的食团，借助咀嚼运动提供最初的口腔刺激。

（4）鼓励患者自己动手进食，可使患者得到更多的感觉刺激。

（5）冰棉棒刺激或冰水漱口，此法适用于口腔感觉差的患者。

（五）嗅觉、黑胡椒、薄荷脑刺激训练

（1）嗅觉刺激：又称芳香疗法，嗅觉刺激可改善感觉和反射活动。

（2）黑胡椒刺激。

（3）薄荷脑刺激。

（六）摄食直接训练

1. 体位及姿势

对于许多不同类型的吞咽障碍患者，改变进食的姿势可改善或消除吞咽误吸症状。改变进食姿势的原理是在吞咽食团时，让患者的头部或身体改变某种姿态以解除吞咽障碍的症状。

（1）头颈部旋转：适用于单侧咽部麻痹（单侧咽部有残留）的患者。

（2）侧方吞咽：适用于一侧舌肌和咽肌麻痹的患者。

（3）低头吞咽：适用于咽期吞咽启动迟缓患者。

（4）从仰头到点头吞咽：适用于舌根部推动力不足的患者。

（5）头部后仰：适用于食团在口内运送慢者。

（6）空吞咽与交互吞咽：适用于咽部已有食物残留者。

2. 食物性状和黏稠度

根据食物性状，一般分为五类，即流质、半流质、糊状、半固体、固体。容易吞咽的食物特点是密度均匀、黏性适当、不易松散、通过咽和食管时易变形且很少在黏膜上残留。也可使用食物增稠剂调节食物性状再进食。

3. 食团在口中的位置

进食时把食物放在健侧舌后部或健侧颊部，这样有利于食物吞咽。适合部分或全部舌、颊、口、面部有感觉障碍的患者及所有面舌肌肉力量弱的患者。

4. 一口量及进食速度

一口量，即最适合吞咽的每次摄食入口量。一般先以少量试之（流质 1 ～ 4 mL），然后看情况增加。

5. 吞咽辅助手法

（1）声门上吞咽法：适用于吞咽反射触发迟缓及声门关闭功能下降的患者。

（2）超声门上吞咽法：适用于改善舌根后缩。

（3）用力吞咽：适用于患者最大限度地吞咽。

（4）门德尔松吞咽技术：适用于喉运动减少和吞咽不协调的患者。

6. 进食时提醒

（1）语言示意。

（2）手势示意。

（3）身体姿势示意。

（4）文字示意。

7. 进食环境

吞咽困难患者在安静环境下进食，避免分心。

8. 进食前后清洁口腔、排痰

进食前后口腔与咽部清洁对于吞咽障碍患者预防肺部感染是一项重要措施。

（七）电刺激

神经肌肉低频电刺激：适用于各种原因所致的神经性吞咽障碍，其次适用于头、颈、肺癌症术后，面、颈部肌肉障碍患者。

肌电生物反馈技术：适用于运动和协调性降低导致生理性吞咽障碍的患者。

（八）球囊导管扩张术

球囊导管扩张术包括一次性球囊导管扩张术和分级多次球囊导管扩张术，临床多采用后者。适用于脑卒中、放射性脑病等脑损伤导致环咽肌痉挛的患者。

(九)针灸治疗

取穴：天突穴、廉泉穴、丰隆穴、神门穴。

(十)药物治疗

目前吞咽障碍无特效药可以治疗。临床上采用抗胆碱酯酶药溴吡斯的明治疗脑干梗死导致咽部期吞咽启动延迟及咽缩肌收缩无力有一定的疗效。

(十一)采用辅助具进行口内矫治

腭提升术：适用于咽肌麻痹的患者。软腭切除术患者可用软腭填充器。

腭成形术：可补充硬腭的缺陷。

(十二)手术治疗

手术治疗应用于保守治疗无效的患者。临床应用较多的为环咽肌功能障碍导致吞咽障碍的患者。

第十二节　治疗中常用的器械和设备有哪些?

在开展运动疗法技术工作时，常常需要应用某些器械和设备进行评定及训练，现将常用的器械和设备做简单介绍。

(1)肋木：是靠墙壁安装的、具有一组横杆的框架。训练时患者双手抓握肋木，或把身体固定于肋木上进行训练，主要用于矫正异常姿势，防止异常姿势的发展；患者抓住肋木进行身体上下活动，利用体重进行肌力及耐力增强训练；关节活动受限的患者可利用肋木做增大关节活动度的训练。

（2）训练床（台）：是供患者坐、卧其上进行各种康复训练的床（类似一张双人床），训练床主要用于患者的卧位、坐位动作训练，如截瘫、偏瘫等四肢活动障碍的患者可在床上做翻身、坐起、左右及前后移动、爬行、床与轮椅之间的转移等训练；进行坐位及手膝位的平衡训练；在训练床上对患者进行一对一的被动徒手训练；可以放于悬吊架下与悬吊架配合应用。

（3）悬吊床：悬吊床主要用于肌力增强训练，以及肌力在4～5级时可做肢体的抗阻运动训练；增大关节活动度训练；松弛训练；需要时也可做颈椎牵引治疗。

（4）运动垫：又称体操垫，是供患者坐卧其上进行多种康复训练的垫子。运动垫和训练床在用法上有许多相似之处，可以在一定程度上互相替代使用。运动垫可用于卧位、坐位动作训练；坐位、手膝位的平衡功能训练、爬行训练；用作训练辅助器材。

（5）体操棒：做上肢训练用，患者可持体操棒做体操活动，增大关节活动度，增强身体的柔韧性等。

（6）智能化上下肢训练器：智能化上下肢训练器可用于活动下肢的关节；增强下肢肌力；提高身体平衡能力；增加心肺功能；

提高身体整体功能。

（7）姿势矫正镜（姿势镜）：是供患者对身体异常姿势进行矫正训练的大镜子，可以映照全身。有的固定在墙壁上，有的带有脚轮可以移动，应用时可放于平行杠前后或肋木前后，配合训练使用。它能为异常姿势患者提供镜像反馈；配合控制不随意运动，做提高平衡能力训练；帮助面部神经麻痹患者进行表情肌训练。

（8）训练球：又称巴氏球，是充气或实心的大直径圆球，用法较多，尤其是在脑瘫患儿功能训练时应用为多。它主要用于肌肉松弛训练；平衡训练；综合基本动作训练（刺激躯干旋转，改善躯干和上肢的伸展动作和综合动作反应能力）。

（9）肩关节旋转运动器：是一个可以转动的圆轮或转臂，固定于墙上或架子上，患者手握一端的把手做旋转动作。患者可于正面或侧面站立进行训练。其用途在于训练肩关节活动，可以预防及改善肩关节挛缩；通过调整主轴阻尼，使患者做不同阻尼下的抗阻力主动运动，从而进行相关肌肉的肌力增强及耐力训练。

（10）前臂内外旋运动器：是一种训练前臂内旋、外旋运动的装置。

（11）腕关节屈伸运动器：是一种训练腕关节屈伸功能的装置。

（12）哑铃：由 1 ～ 10 kg 若干个重量不等的哑铃构成一个哑铃组，供实际训练中选择应用，可用于肌力增强训练。

（13）沙袋：训练用沙袋是装有沙子、具有固定重量的条形袋子，两端带有尼龙搭扣，可固定于肢体上作为负荷供患者进行增强肌肉力量的训练。

（14）弹簧拉力器：是日常用于训练胸部及上肢肌力的装置。

（15）股四头肌训练器：是一种训练大腿股四头肌的坐椅式装置。

（16）平行杠：是供患者在进行康复训练时，用手扶住以支撑体重的训练器械，可以用于站立训练、步行训练、肌力训练、关节活动度训练、辅助训练。

（17）助行架：患者可持此助行架，稳定身体，练习行走。

（18）阶梯：是训练患者步行功能的多级台阶装置，类似楼梯。

（19）起立床：用于站立训练，防止卧床综合征。

（20）治疗师坐凳：又称 PT 凳，是治疗师在坐位操训练时使用的小凳子。

（21）平衡板：是一块结实的平板，平板下方固定于半圆球上，患者站立或坐于平板上主动晃动，用以训练平衡功能。

（22）踝关节矫正板：主要针对踝关节挛缩变形的患者。

（23）楔形垫：主要用于卧位功能训练、患儿躯干旋转功能训练、利用重力或外加重物进行髋关节或膝关节的增大关节活动度训练、坐位训练。

（24）实用步行训练装置：是一套训练下肢实用步行动作的器械，该器械可以是木制的也可以为其他材料。用于步行训练、综合基本动作训练；关节活动度和肌力训练。

（25）支撑器：是一种供患者在床上或训练台用手支撑以抬起身体的小支架。

（26）牵引用器材：包括颈椎牵引器、腰椎牵引器、手指功能牵引器、手指关节功能牵引器等。

（27）水中运动设备：包括水中运动训练器、各种浴槽。

（28）多功能训练康复仪：是供各个年龄段患者，通过情景互动的形式，进行个体化的全身主动性运动训练，包括肌力、关节活动范围、运动控制及姿势控制、认知及心肺功能。

（29）上肢运动控制系统：适用于骨科康复（肩、肘、腕及手关节术前、术后康复训练）、神经康复、运动损伤康复、肩周炎康复等。

（30）腰背伸运动控制系统：适用于缓解腰背痛、下腰痛及下腰部损伤、胸腰椎外伤等造成的肌萎缩。

（31）下肢运动控制系统：适用于骨科康复、神经康复、运动损伤康复。

（32）跑台：用于行走及跑步训练。

（33）下肢机器人运动训练：适用于偏瘫、多发性硬化、脑瘫、帕金森病、创伤性脑损伤、因固定不动导致肌肉无力的患者。

第十三节 辅助器具及矫形器如何使用?

一、自助具

1. 定义

自助具全称为生活自理辅助器具，是一类能补偿残疾人缺失的功能，帮助他们完成原来无法完成的日常生活活动，从而增加其生活独立性的辅助装置。

2. 作用

代偿肢体已经丧失的功能以完成功能活动；代偿关节活动范围使活动简便、省时、省力；便于单手活动以克服需要双手操作的困难；对肢体和关节给予支撑以维持其功能；代偿视、听功能，增强视觉和听觉能力。

3. 分类

（1）进食和饮水辅助器具。

（2）穿戴辅助器具。

（3）梳洗辅助器具。

（4）洗浴辅助器具。

（5）如厕辅助器具。

（6）失禁辅助器具。

（7）家务活动辅助器具。

（8）转移辅助器具。

（9）书写辅助器具。

4. 选用原则

实用、安全可靠、经济、易清洗、易保存、易维修。

二、助行器

助行器是指辅助人体支撑体重、保持平衡和行走的工具，可分为拐杖、助行架和轮椅、矫形器四类。

（一）拐杖

拐杖通常支撑点少，支撑面积小，承重能力和稳定性都比助行架差，但其结构简单，体积小，操作方便。

1. 手杖

手杖是单侧手扶持辅助行走的工具，适用于上肢和肩部肌力正常的偏瘫患者和单侧下肢瘫痪患者。

（1）高度的选择：身体直立，肘关节屈曲 30°、腕关节背屈约 30°状态下握住手杖，手杖支脚垫位于脚尖前方和外侧方直角距离各 15 cm。

身体直立，手杖高度与股骨大转子处于等高位置。

（2）常见类型

1）T 形单足手杖和问号形单足手杖：用于握力好、上肢支撑力强的患者，如偏瘫患者的健侧、老年人等，对于上肢支撑力强但平衡功能差的患者不适用。

2）多脚手杖：四脚手杖只适用于较平的路面，适用于刚开始康复的偏瘫患者，多为暂时性使用。

2. 肘拐

可减轻患肢负重的 40%，主要着力点在腕关节。当伤残者需借助拐杖支撑较大体重时，如脊髓损伤、小儿麻痹、截肢、骨折、骨折术后等下肢病变患者，需使用肘杖。

3. 前臂支撑拐

当伤残者有关节炎、骨折、关节挛缩而无法用腕关节承重时，需使用可将前臂固定于支撑架前的前臂支撑拐。

4. 腋拐

可减轻患肢负重的 70%，主要着力点在腕关节。长期使用腋拐导致腋窝部位受压，易造成腋窝的搓伤及腋窝的血管和神经受损。

（1）高度的选择：站立位，将腋拐置于腋下，与腋窝保持 3 ～ 4 cm（2 指）的距离，两侧腋拐支脚垫分别位于脚尖前方和外侧方直角距离各 15 cm 处。肘关节屈曲约 30°，把手部位与股骨大转子同高。

（2）使用方法

1）四点步：一侧腋拐→对侧腿→另一侧腋拐→对侧腿。特点：稳但慢。

2）两点步：一侧腋拐 / 对侧腿→另一侧腋拐 / 对侧腿。特点：快但不稳。

3）上台阶：腋拐→健腿→患腿。

4）下台阶：腋拐→患腿→健腿。

使用腋拐的注意事项：使用时要掌握相应的持拐要领、步行方法及注意事项；使用腋拐时要注意上臂夹紧，保持身体直立，负重主要通过手握把，腋托抵在前胸壁外侧而不是腋窝；腋拐最好成对使用，如只需单侧支撑，应选择肘拐；使用拐杖的着地点要控制在脚掌前的外侧部位。

（二）助行架

支撑点多、支撑面积大，能够提供较高的支撑力和稳定性，能够更好地支撑体重，减轻使用者下肢的负重，保持身体的平衡，提高使用者的站立和行走能力，但是速度慢、上下楼梯较困难。适用于下肢有些支撑能力和迈步能力，但肌力很弱、平衡和协调能力较差者。

1. 常见助行架

普通框式助行架：用于上肢有一定肌力，下肢有一定平衡能力的患者。

差动框式助行架：用于立位平衡差，下肢肌力差的患者或老年人。

两轮助行架：用于上肢力量或协调能力不足，下肢平衡能力较差者。

四轮助行架：用于步行不稳的老年人。

台式助行架：用于全身肌力低下者，平衡能力较差者，脑血管疾病引起的步行障碍者，慢性关节炎患者，以及长期卧床者的步行训练。

2. 助行架稳定性比较

差动框式助行架＜四轮助行架＜两轮助行架＜折叠框式助行架＜固定框式助行架。

3. 使用注意事项

多用于患者的康复初期或确定需要助行架行走者，但不要过分依赖。避免穿容易松脱的拖鞋和带跟的鞋。眼睛看向前方，不要低头盯着自己的脚。提起或推动助行架前行不要太远，迈步时腿也不要太靠近助行架，速度不要过快。每次使用前应先站立片刻达到平衡，不急于行进。注意检查助行架的稳定性和安全性。

（三）轮椅

1. 概述

轮椅的种类：普通轮椅、电动轮椅和特形轮椅。普通轮椅的结构：轮椅架、轮、刹车装置、座椅靠背。乘坐轮椅承压的主要部位：坐骨结节、大腿、腘窝区、肩胛区。

2. 轮椅选择

座位宽度：坐下时两臀间或两股间距离 +5 cm。

座位长度：坐下时臀部后方至小腿腓肠肌之间的水平距离 -6.5 cm。

座位高度：坐下时足跟 / 鞋跟至腘窝的距离 +4 cm，脚踏板距地面距离至少 5 cm。

坐垫：泡沫橡胶或凝胶垫子，在坐垫下放一张 0.6 cm 厚的胶合板。

低靠背：座面至腋窝距离 -10 cm。高靠背：座面至肩部或后枕部的实际高度。

扶手：坐下时，上臂垂直，前臂平放在扶手上，椅面至前臂下缘的高度 +2.5 cm。

3. 轮椅使用

（1）轮椅坐姿

1）躯干：双手扶住轮椅的扶手，肘关节保持在屈曲 120°左右。

2）臀部：紧贴后靠背。

3）下肢：大小腿之间的角度为 110°～ 130°，以 120°最合适，臀部与膝部处于同一高度。两足平行、双足间距与骨盆同宽。

（2）辅助者使用轮椅：打开与收起，前进或后退，上台阶，上下楼梯。

(3) 患者自己操作轮椅：平地上操作轮椅，斜坡上推动轮椅，转换方向。

(4) 轮椅转移

1）坐式转移：用滑板的侧方滑动转移、不用滑板的侧方转移及前后滑动转移。适用于截瘫及其他下肢运动运动障碍的患者（如双侧截肢者）。

2）立式转移：适用于偏瘫及体位转移时能保持稳定站立的任何患者。

床向轮椅转移：轮椅放在健侧，与床尾成 30°～ 45°。

轮椅向床转移：健侧接近床、朝向床头。

轮椅向坐侧转移。

(四) 矫形器

1. 定义

矫形器是装配于人体外部，通过力的作用，以预防、矫正畸形，补偿功能和辅助治疗骨关节及神经肌肉疾病的器械总称，用于躯干和下肢的称为支具，用于上肢的称为夹板。

2. 基本作用

（1）固定和保护作用。

（2）稳定和支持作用。

（3）预防和矫正畸形。

（4）代偿和助动作用。

3. 分类

（1）按治疗部位不同：上肢矫形器、下肢矫形器、脊柱矫形器。

（2）按治疗目的不同：固定性、活动性、矫正性和免负荷式矫形器。

（3）按主要材料不同：石膏矫形器、塑料矫形器、金属矫形器。

4. 命名

（1）脊柱：颈 -C、胸 -T、腰 -L、骶 -S、骼 - I，如颈胸矫形器 -CTO。

（2）上肢：肩 -S、肘 -E、腕 -W、手 -H，如肩肘腕矫形器 -SEWO。

（3）下肢：髋 -H、膝 -K、踝 -A、足 -F，如踝足矫形器 -AFO。

5. 矫形器处方

康复医生负责。处方要求明确、切实可行，将目的、功能要求、品种、材料、所用的零部件种类及要求、固定人体范围、固定于何种体位、作用力的分布、矫形器使用时间等写清楚。

6. 矫形器装配前训练

增强肌力，改善关节活动度和协调功能，消除肿胀。

7. 矫形器的训练和使用

初检，穿、脱训练，终检，定期复查。

8. 常用矫形器

（1）上肢矫形器

用于保持不稳定的肢体于功能位，提供牵引力以防止挛缩，预防或矫正肢体畸形，以及补偿失去的肌力，帮助无力的肢体运动等。

1）SO：适用于肩关节骨折及术后、臂丛神经损伤、腋神经麻痹和肩周炎患者；功能性上肢矫形器适用于上肢重度肌无力或全臂丛神经麻痹患者。

2）EO：用于肘关节不稳定、上臂和前臂骨折不愈合、关节挛缩、肌力低下的患者。

3）WHO：用于腕关节损伤、腕骨骨折、烧伤后关节挛缩、神经损伤后肌无力等。

4）HO：用于手部的损伤、炎症和畸形等。

（2）下肢矫形器

用于固定和保护肢体、支撑体重、辅助或替代肢体的功能、预防和矫正畸形等。其中 AFO 是使用最多的产品。

1）AFO：用于马蹄足、马蹄内翻足、足下垂和胫骨骨折不连接等。

2）KO：用于膝关节伸展不良、膝反屈、关节不稳、肌肉无力、股四头肌麻痹等。

3）KAFO：用于膝关节变形、下肢肌肉无力、下肢骨折、关节及韧带损伤、截瘫和脑瘫等。

4）截瘫行走器：用于脊髓损伤后截瘫。

第十四节　音乐治疗对唤醒有什么帮助？

“音乐治疗有用吗？”“音乐真的可以唤醒植物人吗？”这一直是医学界的争议，北京植物人生存中心相关工作人员介绍说：“其实昏迷患者的听觉没丧失，只是听觉的记忆功能不能正常传达到大脑皮质，所以，对昏迷患者呼唤，放他以前喜欢听的音乐，会对网状结构上行激动系统有促进作用，产生共鸣，在脑内产生交流，有助于促进脑的康复。任何音乐都可能具有一定的作用，尤其是患者熟悉的音乐，能唤起患者的记忆。不过音乐治疗患者成功的例子很少，且目前在国内还没有正式的科学系统研究。”

但《最好的疗愈：当灵魂遇见音乐》讲述了这样一个鼓舞人心的真实故事。作者安德鲁·舒尔曼是一位音乐家，擅长弹吉他。他不幸罹患胰腺癌，在切除肿瘤手术后可能因为过敏而昏迷，陷入濒死状态。了解他的妻子找到他最爱的音乐播放给他听。果然大约半小时后，监控屏上的血压开始稳定，其他指标也有了很大改善，他居然微微地动了动手指！就这样，他慢慢恢复意识、恢复记忆。安德鲁把他的体验运用到其他重症患者身上，成为一名音乐治疗师，帮助医护人员拯救了多位患者。

但这种方法可能更适用于对音乐感受能力强的人，对某些没有音乐细胞的人，播放音乐也许并无多大帮助。我们应因人而异。我相信，音乐治疗未来能够在许多疾病的临床治疗中发挥更加重要的作用，让我们一起努力用音乐为广大患者带来福音。

第十五节　音乐治疗对脑卒中后抑郁和疲劳有什么改善作用?

脑卒中是危害人类健康的常见病，常常伴发以脑卒中后抑郁为主的精神障碍（主要表现为心情低落、兴趣丧失、思维迟缓、疲劳、失眠、食欲缺乏等）。并且脑卒中后抑郁可加重患者神经功能损害，严重影响患者身心健康。

音乐治疗可能通过以下机制在脑卒中后抑郁和疲劳中发挥作用：第一，提高大脑运动皮质的兴奋性，促进血清脑源性神经营养因子的形成，促进神经功能恢复；第二，音乐的声音作为一种声波振动可与细胞和组织产生共振引起类似于细胞按摩的作用，兴奋或抑制细胞，以调节患者的心率、呼吸等；第三，音乐可在一定程度上起到扩张血管的作用，促使血流增快、血压下降；第四，音乐可刺激脑部下丘脑等特定部位使患者产生愉悦感；第五，音乐治疗可改善患者记忆力、注意力、视觉运动协调能力，使患者原有的生活能力得以发挥，生活质量得以提高。

在音乐治疗前，应创造一个安静、舒适、温馨的环境。根据患者的情况选择适当的周期和时长，并尽量选择患者熟悉或喜欢的音乐。在每次的音乐疗程中指导患者放松身心，感受音乐节拍，并积极与患者讨论对音乐的收获，分享身心愉悦的感受，及时肯定其正面情绪的变化。

第十六节　音乐治疗在语言康复中如何使用?

音乐治疗为目前国内医学进行语言康复常用的一种方法。音乐是歌词伴随旋律的一种特殊语言，可以真正刺激整个大脑，因为左脑主要负责语言和逻辑思维，而右脑负责处理旋律。音乐治疗可通过旋律发音治疗、主题语言刺激、节奏性语言提示、嘴部运动练习和治疗性演唱等进行语言发音康复训练。

一、旋律发音治疗

用患者未损伤的能力来唱歌，以助于其自发性和自主性地说话。让患者把日常生活活动的简单段落和句子像自然说话发音模式一样唱成旋律。

二、主题语言刺激

主题语言是指通过鼓励患者完成自动顺序语句来试图诱发类似反射的语言，如以前学过的歌曲或节奏。

三、节奏性语言提示

控制唱歌速度，放慢节奏使发音清晰，控制韵律模式和呼吸肌肉都会使患者从中受益。

四、嘴部运动练习

音乐治疗师通过结合使用吹奏乐器和元音发音练习来巩固口部的运动、位置和发声。

五、治疗性演唱

即改善发音方法的辅导。音乐治疗师针对患者发音和歌唱方法上的缺陷，提出矫正办法。

尽管语言康复过程漫长，且最初的发音可能没有很清晰或准确，但音乐的体验是改善患者语言功能的重要一步。

第十七节　音乐治疗对改善认知障碍及阿尔茨海默病有什么作用?

认知障碍是指与学习记忆及思维判断有关的大脑高级智能加工过程出现异常，从而引起严重的学习、记忆障碍，同时伴有失语、失用、失认、失行等改变的病理过程。阿尔茨海默病，是一种进行性发展的神经系统退行性疾病，以记忆障碍、失语、执行功能障碍、人格及行为改变等为基本特征。认知障碍及阿尔茨海默病给患者的日常生活工作带来诸多影响，对于这类患者，音乐治疗是除药物治疗外的一种很重要的治疗方法。

音乐治疗对严重认知功能障碍患者的脑电活动有改善作用，可作为临床治疗严重认知功能障碍的一种方法。音乐较常规的认知训练内容更丰富，音乐的振动更易引起人体的“共鸣”，音乐通过物理、生理、心理三种作用影响人体，调节人的情绪，改善神经内分泌、心血管、消化系统的功能，兴奋大脑皮质，使乙酰胆碱的释放量增多，从而改善认知。因此，在日常照护认知障碍患者的过程中，可以结合音乐来增加与患者的沟通，舒缓患者的焦虑情绪，帮助其回忆一些碎片记忆，从而令患者的记忆力得到锻炼。

音乐治疗在缓解阿尔茨海默症患者症状方面也发挥着很大的

作用。第一，帮助阿尔茨海默症患者增强语言能力、刺激长时和短时记忆能力，促进自我表达和交流能力；第二，有效刺激患者的警觉反应，增强现实取向定位，包括头部向声源方向移动、眨眼、眼皮下的眼球移动、手或脚的移动等；第三，显著改善患者的抑郁、焦虑、淡漠、激越及激惹等精神行为症状，促进放松；第四，提高生活满意度和自信心，提升患者生活质量。当音乐治疗师实施团体音乐活动时，可为患者提供社会交往和人际交流的机会，以减少和消除他们的孤独感，提供社会信息和刺激，以保持患者的精神功能水平。

音乐治疗以心理治疗理论和方法为基础，通过各种方式发挥音乐治疗的特有效果，以达到改善认知障碍及阿尔茨海默病的治疗目的。

第十八节　音乐治疗在心理疏导康复中如何使用?

国际上，音乐治疗已广泛应用于多种疾病的临床治疗和心理治疗。我国也成立了音乐治疗学会，建立音乐治疗学科，培养音乐治疗师。很多的精神病院、康复医院和综合医院都先后开展了音乐治疗，以缓解症状，疏导患者心理状况。

关于音乐在心理疏导康复中的作用早有记载。《儒门事亲》记载“忽笛鼓应之，以治人之忧而心痛者”，宋代孙道滋以“宫声数引”使欧阳修的“幽忧之疾”得到痊愈。古代贵族宫廷配备乐队歌者，除了娱乐，更重要的是用音乐舒神静性、颐养身心。中国文化博大精深，对于心理有困扰的，无论是把中国的传统音乐应用于治疗，还是在中医的理论指导下开展音乐治疗，都比单纯用西医治疗要更有效。

对于音乐的治病效果，很多人都会有疑问。事实上，音乐是一种重要的辅助治疗手段，而音乐治病的具体措施和效果，则要根据患者的具体情况如对音乐的感受程度、病情进展等进行调整。但对于音乐在心理疏导康复中的作用，人们还是比较认同的，音乐可以抚慰人的心灵，激发情感，改善人们的精神状态，从而影响免疫系统的运作。目前，音乐治疗已部分运用在自闭症、癌症患者的辅助治疗中，对患者进行心理疏导效果良好。

第十九节　如何进行心理疏导？

脑卒中后，患者的心理过程大致分为 5 期，大多数人至少经过其中的 2 ～ 3 期，每一期的对应治疗方法也不尽相同。

第一期是震惊期。持续时间一般较短，多数人很快能够自己度过，此期患者主要为慌乱、不知所措，无法正视和接受瘫痪的身体。此时，一般采取鼓励、安慰的支持疗法，尽快减轻患者的恐惧心理，必要时也借助镇静类药物。

第二期为否认期。可持续数周，患者从惶恐中安静下来，同时对疾病的认识和治疗并不清楚，因此对康复的期望值很高。此时，不应该明确告知患者的预后情况，应该鼓励患者积极参与康复治疗，同时应避开患者与家属交代好患者病情，使其积极配合治疗工作。

第三期为抑郁期。可持续数周至数月，患者此时已经开始康复治疗，对于自己思维、肢体、言语等方面存在的问题有了直观感受，对于较长时间的康复治疗感到迷茫、失望。在此期间应最大限度地调动患者的积极性，适当降低训练难度，使患者能够看到自己的进步，恢复希望。

第四期为反对独立期。此时患者已经适应了康复训练，逐步为自己打算，过度依赖家属和护工。应该跟患者强调功能锻炼的重要性，跟患者一起制定康复目标和方案，对待患者应该耐心细致，不可催促患者。

第五期为适应期。患者已经感受到自己的恢复情况，积极主动参与康复治疗，此时应该抓住患者心理，挖掘患者潜力，巩固治疗效果。

第二十节　居家康复的运动处方包含什么？

康复的过程和周期都相对较长，是一个需要经过专业评估—制订方案—康复训练—再评估—再训练的过程。然而，目前国内的康复医疗体系不够完善，绝大多数患者在经过早期阶段的康复治疗后基本都会回到家庭进行康复训练。

居家期间，家属可提供一些力所能及的帮助，包括帮助患者站立、行走等，还有为患者按摩肢体，提供被动关节活动，以防关节僵硬。进行下肢训练时，家属可借助镜子或口头提醒，以改善或维持患者正常的体态和步行姿势。家属也可在家中准备楔形板，以矫正患者的足内翻，维持患者踝关节的正常角度。

应注意佩戴矫形器的时间，可以在长时间行走时佩戴，以免肢体肌肉产生依赖性，造成失用性萎缩。家属及患者还要注意对患者血压等生命体征的监测，以及对训练环境、时间、强度及方式的选择。

选择户外康复训练时，除了避免到人员聚集的场所，也应该注意规避训练的风险，比如，避免天气寒冷时出门锻炼，不要在雨雪天气、路面湿滑的情况下外出，防止患者摔倒。时间一般选择上午 10 点左右，下午 3 点左右。这样可以保证患者充分休息，且温度适宜，以免血压波动，以及避免由室内外温度差异过大造成患者血管紧张度变化。另外，注意出门佩戴口罩及回家规范洗手。

患者生活中有任何障碍时，家属也可以咨询治疗师，为患者改造或购买合适的生活用具，为患者提供足够的便利，降低生活自理的难度。比如，一些特制的餐具，偏瘫患者使用时，会使自主进食更方便、简单。

除了上述问题，患者语言、构音、吞咽、呼吸康复等方面也需要继续维持和提高，患者可以遵循以下康复计划进行练习：咂嘴、叩齿、噘嘴、龇牙、鼓腮。每次持续 3 ～ 5 秒，10 次为一组，每天三组（循序渐进，逐渐延长时间或增加训练次数）。

此外，穴位点按可以帮助患者提高穴位所在经络的功能，改善经络气血运行及调控功能。穴位点按也可提高相应肌肉的功能，起到激活或放松的双向调节作用。具体常用穴位包括迎香穴、颧髎穴、地仓穴、颊车穴、下关穴、承浆穴，每次各穴位累计点按 5 分钟。

患者患病后，机体功能受损可能会引起心理障碍，这才是患者最大的生活阻碍。家属应该注重对患者心理上的疏解和关爱，让患者把康复训练当作生活的一部分，勇敢面对挑战。疾病流行期间不能随时出门，家属更应该注意患者的心理变化，要和患者多交流，勤沟通，促进其语言康复，而且稳定的情绪和平和的心态也是脑卒中患者防止复发的良药之一。

第二十一节　如何进行热身运动和整理运动？

脑卒中患者回归家庭后，仍然需要继续进行居家康复。很多人每天坚持锻炼，却忽略了对身体的保护，导致运动损伤。特别是老年人，由于人体功能退化，身体协调性差，容易出现拉伤、扭伤的情况，所以热身运动和整理运动是运动过程中必不可少的环节，但也是最容易忽略的环节。热身运动能够让身体的呼吸系统、循环系统等提前并快速进入运动状态，提高神经系统和肌肉的兴奋性，增强肌肉、韧带的柔韧性，提高关节的灵活性，有利于全身协调运动。而整理运动则可让身体功能逐渐恢复安静水平，加速疲劳消除，减轻肌肉延迟性酸痛。

热身运动主要包含一些牵伸放松肌肉（肩部前后肌群、背部肌群、大腿前后肌群、小腿肌群等）、关节（肩、肘、腕、髋、膝、踝）活动，根据每个人的情况可做静态也可做动态牵伸活动。热身运动，要注意动作由易到难，强度从低到高，患者可根据自己的情况选择合适的运动。

接下来针对不同的肌肉，介绍不同部位的热身运动。

一、单侧拉手牵肩

站立，双脚与肩同宽，左手于背后下拉右腕，头略偏向左前方。时间 15 秒。同样方法，牵拉左侧肩。功能：牵拉双肩的斜方肌上部。

二、含胸前叉手平推

站立，双脚与肩同宽，双手交叉掌心向前，用力平推手，同时含胸弓背，时间 15 秒。功能：牵拉双侧背阔肌、斜方肌及肩后部肌群。

三、挺胸后叉手下拉

站立，双脚与肩同宽，挺胸后仰头，双手后交叉掌心相对，用力下拉。时间 15 秒。功能：挤压颈椎和背部肌群，以利于更放松。

四、前扳肩

站立，双脚与肩同宽，右手搭在左肩上，右肘抬起与肩平高。左手扳住右肘，用力扳向对侧。时间 15 秒。同样方法，扳拉左肩。功能：牵拉肩后部肌群。

五、头后扳肩

站立，双脚与肩同宽，右肘抬起置于头后。左手扳住右肘，用力扳向对侧。时间 15 秒。同样方法，扳拉左肩。功能：主要牵拉背阔肌等。

六、侧拉背肌

站立，双脚与肩同宽，将重心放在右脚上，右背向右挺出，双手交叉推向对侧。时间 15 秒。同样方法，牵拉左侧背肌。功能：主要牵拉背阔肌等。

七、腰腿部牵拉活动

(一) 仰卧侧转腰

仰卧位，上身保持不动右腿屈膝随腰向左转，左腿伸直。时间 20 秒。同样方法，牵拉对侧腰。功能：牵拉腰肌，矫正腰椎及其小关节。

(二) 侧卧扳腿

左侧卧位，左腿屈膝，屈髋，右手抓住右脚，向后上方扳拉。时间 20 秒。同样方法，扳拉左腿。功能：牵拉大腿前肌群。

(三) 分腿前压

坐位，两腿伸直分开，身体向前趴，双手尽量向前伸。时间 20 秒。功能：牵拉双大腿内侧肌群和腰骶部。

(四) 分腿侧压

坐位，两腿分开，身体压向右侧腿。左手经头上勾右脚尖。时间 20 秒。同样方法，牵拉左腿。功能：牵拉大腿后侧肌群和侧腰部。

（五）并腿前压

坐位，双腿并拢前伸，双手扳住双脚尖，上身尽力前屈。时间 20 秒。功能：牵拉双大腿后侧肌群和腰骶部。

（六）盘腿压腿

坐位，双膝屈曲向外分开，双脚掌对齐靠近身前，双手分别下压双膝。时间 20 秒。功能：牵拉大腿前内侧和前外侧肌群。

（七）前下腰

并脚站立，伸直腿，前弯腰，双手用力向下摸脚尖。时间 15 秒。功能：牵拉大腿后侧肌群和腰骶部。

（八）后仰腰

站立，双脚与肩同宽，双手分别放在腰部左右侧（叉腰式），上身后仰抬头，上身慢慢左右偏移。时间 15 秒。功能：挤压腰椎，矫正腰部脊柱。

（九）后蹬拉小腿

右腿前弓，左腿向后伸直且脚尖朝前，左脚跟不许抬起。身体前俯，双手于右脚前扶地。时间 15 秒。同样方法，牵拉右小腿。功能：牵拉小腿后群肌。

（十）侧拉大腿

下蹲，右腿充分侧伸，身体重心前移，双手于身前扶地。时间 15 秒。同样方法牵拉侧大腿。功能：牵拉大腿内侧肌群。

运动之后不可立即停止和坐下，需要进行一些简单、轻柔、节奏较慢的整理运动，使自己的心跳和呼吸频率逐步恢复到接近正常状态。

整理运动包含一些牵伸、放松活动、走步、按摩等，着重于深呼吸运动及较缓和的全身运动，以缓解心脑血管缺血、减轻乳酸堆积。具体动作可参考热身运动动作，配合呼吸运动，在吸气时肌肉进行收缩，呼气时肌肉放松。

第二十二节　如何选择正确的运动时间？

如今，喜欢运动的老年人越来越多，运动有益身体健康的观念已深入人心。据调查发现，现在老年人的锻炼意识都很强，10 人中会有 8 人坚持每天锻炼，锻炼是增强机体免疫力的首选方法，但如何选择正确的运动时间，很多人都存在一定的知识误区。

我们先来说说争议比较大的晨练，科学晨练能改善神经系统和运动、循环系统功能，提高呼吸系统能力。但对广大老年人来说，他们年龄较大、器官衰退或者有疾病在身，晨起后短时间内机体运动器官还处于松弛状态，心跳和呼吸缓慢，代谢水平较低，肢体反应慢，灵活性差，晨练运动可加剧交感神经兴奋，使机体产生一系列变化，如引起血压晨峰、冠状动脉张力增高，易出现心绞痛、猝死、脑卒中等心脑血管意外事件，另外这个时段血糖正处于低水平，运动会消耗大量的血糖，容易导致低血糖的症状。尤其是在寒冷的冬季，早晨气温低，低温和冷空气对心脑血管和呼吸道刺激较大，所以不推荐晨练。

一般建议在早饭后 1 ～ 2 小时（上午 9 ～ 11 点），冬季运动时间尽量安排在 10 点左右，对患有疾病的人来说，监测血压、心率、血糖后，方可进行适当锻炼。可选择空气条件较好且开阔的地方，在锻炼之前一定要热身，以免锻炼时受伤，注意运动强度，循序渐进，运动后进行血压、血糖等的监测。另外，雾霾天气尽量不要进行户外锻炼，雾霾中有很多对身体有害的物质，运动过程中有害物质会吸入体内，从而引起过敏性疾病、眼结膜炎或气管炎及喉炎等。

根据人体生物钟调节原理，身体的适应能力及体力的调动发挥均以下午和接近傍晚（下午 4 ～ 6 点）最佳，此时绝大多数人精神平静稳定，体力充沛，身体的灵活性、协调性及适应能力和神经敏感性也处于最佳状态，所以这个时间锻炼效果也比较好。如果白天没有时间，可以选择在晚饭后 1 小时左右，进行适当的有氧运动。不同年龄、不同运动层次的人群，可以选择适合自己的运动方式。但要注意运动强度不要过大，否则会使交感神经兴奋，妨碍入睡。血糖异常的老年人晚餐后锻炼，一定要注意睡眠中低血糖的发生，这种延迟性低血糖反应也很危险。

注意：停止运动后不要立即洗澡，因为洗澡会增加血液向皮肤的流量，使血液不足以供应心脏和脑，可能诱发心脑血管疾病，因此最好休息 30 ～ 45 分钟，待身上的热量散尽后再洗澡，淋浴的时间要短，在 5 ～ 10 分钟完成，水温也不要太高，以 36 ～ 39 ℃为好。

第二十三节　如何把握运动强度？

脑卒中患者运动训练应该遵循的原则：合理性、不间断性、个体性。

首先，合理性不仅要体现在运动的强度上，还应体现在运动的时间上。除热身运动和整理运动外，运动持续时间为 15 ～ 60 分钟，一般为 20 ～ 30 分钟。时间长短与运动强度成反比，运动强度越低，需要的时间越长。运动产生的效应是与运动强度和运动时间的乘积有关的。一般情况下，想要得到明显的心血管效应和体能恢复，需在机体大约 90% 功能的强度下运动 5 ～ 10 分钟。但这对脑卒中患者是不现实的，为不引起骨关节损伤和高能量的消耗，脑卒中患者应进行低强度、长时间的运动。

其次，运动训练应与药物治疗同时进行，并保持每日不间断。在康复的不同时期，运动康复训练的目的也不一样。在急性期运动的主要目的是抑制异常的原始反射活动，然后重建正常的运动模式；处于康复期，运动训练的目的是增强肌肉的肌力和活动的耐力、扩大关节活动范围、改善异常的姿势和运动模式，以及促进正常姿势、运动模式的发育，提高平衡能力和运动的协调性；通过训练刺激改善心脏、肺、肝脏等脏器的功能；通过运动训练，增强体力，改善全身功能障碍，避免出现不可逆转的脑卒中后遗症状。

最后，运动训练应该根据个体情况的不同制订适宜的计划，对脑卒中患者，在预运动的第 1 周应进行中等强度的运动 20 ～ 30 分钟。运动 2 周后出现正常运动反应且无合并症时，运动时间可从每次 20 分钟增加到 45 分钟。对于全身状况较差的脑卒中患者，每天被动运动 3 ～ 5 分钟也是有益处的。因此，不合理、间断、不符合个人情况的运动训练可能会引起反向作用。

综合来说，脑卒中患者运动康复训练不能过度，既不可做超负荷的运动训练，也不能急于求成，以免引起全身性疲劳，导致局部肌肉和关节损伤。此外要正确面对疾病，严格按照医生嘱咐用药。掌握好生活节奏，改变不良的生活习惯。

第二十四节　如何正确看待“网红”康复产品？

脑卒中后，患者心里容易产生焦虑、烦躁、不稳定、悲观的情绪。独自生活的质量会直线下降。因此，患者渴求康复“灵药”的心情会愈加迫切，会购买各种康复产品。康复产品是指在人们病、残的情况下能够起到辅助作用，并能够帮助人们进行慢慢康复的产品。但市场上的康复产品质量参差不齐，“网红”康复产品琳琅满目，更有甚者，打着“康复百分百”的旗号哄骗消费者，因此对待“网红”产品应擦亮眼睛保持理性，货比三家，避免冲动消费。

一、康复脚踏车

康复脚踏车是类似于自行车的一种康复产品，人们可以用如同骑自行车的形式或者坐在轮椅或椅子上来进行锻炼。脚踏车上面的手柄可以360°地进行旋转，以达到锻炼上肢的效果，下面是以蹬脚踏车的形式来促进瘫痪肢体进行康复训练，上下肢的同步练习更有助于脑卒中患者的康复。有的康复脚踏车还会在手柄处采用凹凸不平的形式，这样可以按摩手掌、手心，刺激穴位。在底部添加轮子的设计也可以方便使用者的存放和在任何空间使用。

二、手指康复器材

手指康复器材有电动和非电动的形式。电动形式的按摩器一般用于中度或重度的脑卒中患者。电动的手指按摩器可以根据患者的需要进行调整。以球形的手指康复器材来举例介绍，手套和球是连接在一起的，患者在戴上手套之后按下遥控器，让球自动去按摩手掌和手心。对脑卒中程度不太严重的患者来说，非电动的握力球就可以。握力球可以通过经络的传递，开发左右脑，刺激内脏，激发其细胞的活力。通过使用手指康复器材能够有效缓慢地减少脑卒中给老年人带来的影响。

三、辅助站立康复器材

严重的脑卒中患者可能会丧失站立能力和控制不住身体的震颤和僵硬，辅助站立康复器材能够帮助患者进行站立的锻炼。辅助站立器材能够约束胸部前倾，约束背部后仰，防止膝部弯曲，阻止臀部下垂，阻止腿部打弯，给手臂提供支撑力，使患者能够安全舒适地进行康复训练。

综上所述，好的康复产品能体现出对脑卒中患者的人文关怀，能消除脑卒中后生活上的障碍，而某些三无“网红”产品不但不能起到康复作用，还会导致严重的后果。大家在购买康复产品时，一定要擦亮双眼，三思而后行。

第二十五节　如何选择高压氧治疗的时机？

一、高压氧治疗的定义

众所周知，人类的生存离不开氧气，但是你知道吗？氧气除能维持生命外，在特定的条件下还可以用来治疗疾病。高压氧治疗是机体在高于 1 个大气压环境下，吸入纯氧或高浓度氧治疗疾病的一种方法。

二、高压氧治疗的时机

高压氧治疗越早越好，在高压氧的作用下，脑细胞的氧供增加，使部分处于功能可逆状态的脑细胞恢复功能；如果超过一定时间，脑细胞可发生不可逆损害，即使行高压氧治疗，脑细胞也很难恢复功能。高压氧治疗时机和次数、发病时昏迷严重程度可影响高压氧治疗的效果。多数医院认为，高压氧治疗时机的选择很重要，只要患者呼吸、循环系统的功能保持稳定，在排除高压氧治疗禁忌证后应及早给予足够疗程的高压氧治疗。

高压氧治疗大大提高了氧气的弥散渗透能力，可以纠正局部组织的缺氧问题，解决常压吸氧所不能解决的难题。高压氧既是神经细胞的“营养品”又是神经细胞的“兴奋剂”，因此有条件的情况下，都要尽早进行高压氧治疗。

三、高压氧治疗的适应证

一氧化碳及其他有毒气体中毒；气性坏疽及其他厌氧菌或需氧菌与厌氧菌混合感染；颅脑、脊髓及周围神经损伤；窒息、烟熏、溺水、电击、麻醉意外等；心肺复苏后脑功能恢复；急性脑水肿、肺水肿等。

四、高压氧治疗的原理

高压氧能使氧气渗透到局部缺氧脑组织的能力增强，特别是出血灶或梗死区周围缺氧区（缺血半暗带），从而改善局部脑细胞的氧供，使濒死脑细胞恢复正常代谢，进而保护脑细胞；能使正常脑组织血管收缩出现“反盗血”，从而使缺血部位的血流量增加；能降低颅内压，改善机体生命活动和醒觉状态，有助于意识障碍的恢复；促进脑卒中后偏瘫、失语、记忆、理解等神经功能的恢复，大大减少后遗症。

五、适合高压氧治疗的脑血管病

脑梗死导致的偏瘫、失语甚至意识障碍可进行高压氧治疗，特别是中小面积的脑梗死疗效更好。

脑出血恢复期：一般出血稳定后一周开始进行高压氧治疗是安全的。高压氧对消除出血灶周围水肿有良好的治疗效果，能够挽救更多脑细胞，促进血肿吸收，促进神经功能恢复。

慢性脑供血不足，出现反复头昏、耳鸣、脑鸣等症状。

预防和治疗血管性痴呆。

六、高压氧治疗的过程和方法

加压：将压缩气体加入高压氧舱内，使舱内压力逐渐升高，由常压上升到所需的治疗压力，过程约需 20 分钟。

稳压：当压力上升到所需治疗压力后，使压力不变，这段时间是高压氧治疗时间，患者戴呼吸面罩吸入纯氧，时间约为 60 分钟。

减压：吸氧治疗结束后，开始从高压降至常压，此过程约需 30 分钟。

一般以 10 次为一个疗程，治疗的疗程和次数，根据疾病而定。

七、高压氧治疗的优点和缺点

（一）优点

高压吸氧的好处包括增加血液中物理溶解状态的氧含量、提高血氧弥散能力、增加机体的储氧量，还具有抗微生物作用，用于治疗减压病、空气栓塞，促进新生血管形成等，具体如下。

（1）增加氧含量：增加血液中物理溶解状态的氧含量，提高血氧分压，改善机体缺氧状态。

（2）提高血氧弥散能力：可以提高血氧弥散能力，使氧的有效弥散距离增加，因而可以改善缺氧期的供氧，有利于血管阻塞性疾病，如脑梗死、心肌梗死等疾病的治疗。

（3）增加机体的储氧量：高压吸氧可以增加机体的储氧量。

（4）促进新生血管形成：可以促进新生血管形成，加速侧支循环的建立。

（5）还可影响机体的免疫功能，改变血液流变状态，对脑水肿、循环障碍均有治疗作用。

（二）缺点

常规的高压氧治疗不会产生任何不良反应，如果工作人员操作不当，不按操作规程办事，或不讲科学，擅自改变治疗方案，可产生严重后果。

1. 氧中毒

氧中毒指高压或常压下，吸入高浓度的氧达一定时程后，氧对机体产生的功能性或器质性损害。氧中毒可分为中枢型、肺型、溶血型和眼型。无论发生哪一型氧中毒，整个机体均同时受害。临床上，在高于 0.3 MPa 压力下吸氧、常规治疗时随意延长吸氧时间、常压下长时间吸入浓度高于 50% 的氧是氧中毒的常见原因。其机制大致有三个方面：氧对中枢代谢的毒性作用；氧对酶的毒性作用；自由基的过量产生。氧中毒一发生，立即停止吸氧，一般可以缓解症状。维生素 E、维生素 C、维生素 K、镁离子制剂等可以预防氧中毒。

2. 气压伤

常见的有中耳气压伤、鼻旁窦气压伤和肺气压伤。另外，减压过程中未及时发现和处理气胸，可使胸腔内气体过度膨胀，肺和心脏受压，纵隔摆动，可致患者突然死亡。

3. 减压病

减压速度过快，幅度过大，使气体在组织中的溶解度降低，从血液和组织中游离出形成气泡，造成血管气栓、组织受压的一种高危情况。所幸的是，这种情况多发生在潜水作业中，在一般的高压氧治疗中十分少见。只要我们足够重视，严格按规程操作，此病不难预防。

第七章　脑卒中及其并发症的护理

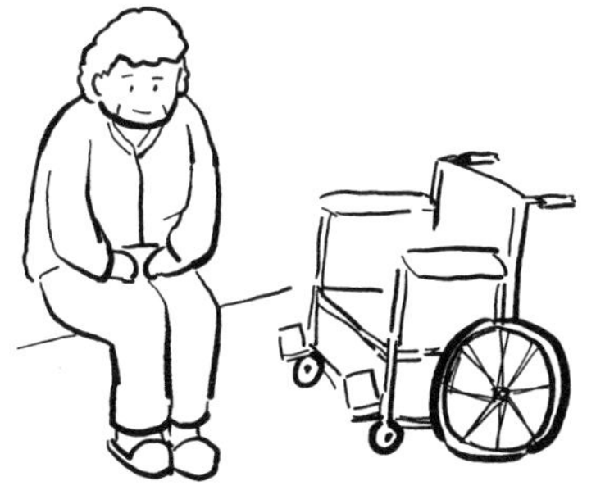

第一节　肌肉萎缩与关节挛缩如何进行护理?

众所周知，脑卒中的发生会导致患者不同程度的功能障碍，但脑卒中的常见并发症有哪些呢？常见的有肩痛、废用综合征、误用综合征、下肢深静脉血栓、肺部感染等。本节主要谈谈肌肉萎缩和关节挛缩的问题。

一、肌肉萎缩的定义

肌肉萎缩是指横纹肌营养障碍、肌肉纤维变细甚至消失等导致的肌肉体积缩小、肌力降低等一系列改变。脑卒中后，部分神经细胞和纤维受损，使得由这些神经所支配的肌肉不能产生自主运动，它的营养、氧等的供应量降低，造成肌力下降，久而久之，就会出现肌肉萎缩，严重者还会因肌肉失用而产生纤维化。国内外研究显示，长时间卧床后如果不进行主动运动，2 周左右就会出现明显的肌肉萎缩，此外，它还会导致心肺功能的减退、吞咽功能和消化、吸收功能的退化，以及整个体质的下降等。

二、关节挛缩的定义

关节挛缩是指关节外软组织瘢痕形成，导致关节活动出现明显受限。常为关节周围的皮肤、肌肉、肌腱等损伤或病变后治疗过程中，限制活动造成疏松结缔组织变性、致密结缔组织增生导致的后遗症。关节挛缩也是脑卒中的常见并发症，在治疗过程中，应及时预防和控制关节挛缩的发生。

三、早期康复对肌肉萎缩及关节挛缩的意义

早期给予脑卒中患者适当、合理的康复训练与护理，是提高肢体肌力、恢复肢体功能、预防关节挛缩与肌肉萎缩的最好办法，可见预防在整个康复过程中起到非常重要的作用。一般认为，在患者病情稳定的前提下，康复介入越早，效果越好。早期康复治疗主要是在患者病情稳定的 48 小时之后，就立即对患者进行专业的康复评定并制订康复训练计划，它能够在患者的机体各项功能没有减退前，有效地对患者机体形成刺激，为患者提供良好的恢复基础，在一定程度上可以提高患者的生活质量，改善患者的机体功能。

第二节　脑卒中后中枢性疼痛如何进行护理?

一、脑卒中后中枢性疼痛的定义

脑卒中后中枢性疼痛是脑卒中后中枢神经系统本身受损或功

能失衡而引起的一种以感觉障碍和神经性疼痛为特点的综合征，与年龄、性别无关，与损伤部位和损伤程度密切相关。这种疼痛可能见于脑缺血性损伤，也可能见于包括大脑内出血和蛛网膜下腔出血的脑出血性损伤。它有顽固难治、令人难以忍受等特征，严重影响患者的睡眠和预后，甚至有部分患者还会发生自我伤害的情况。

二、脑卒中后中枢性疼痛的临床特点

典型的中枢性疼痛在脑卒中后几天或几周内出现，部分在 1 个月内、6 个月内或 6 个月后出现。主要表现为患侧肢体神经性疼痛和感觉障碍，而疼痛则分为自发性疼痛和诱发性疼痛两种，自发性疼痛主要是连续性疼痛或阵发性疼痛，而诱发性疼痛则多在受到一定刺激后出现。大多数患者会出现烧灼感和其他一些症状，如刺痛、撕裂痛、挤压痛、抽痛等，这些症状既可以单独存在，也可同时存在。这些疼痛也可能在受到一些刺激后加重，如运动、触摸、温度、挤压等。中枢性疼痛也可能存在感觉障碍，主要位于偏瘫侧，如手臂、腿部、躯干及脸部，此类患者主要表现为感觉迟钝和感觉过敏等。多数患者其针刺觉、温度觉和触觉会受到损害，而振动觉和位置觉则很少出现损害。

三、脑卒中后中枢性疼痛的药物治疗

脑卒中后中枢性疼痛是一种难治性疼痛，临床治疗办法主要是根据患者的具体情况采取对症治疗措施，常用的治疗药物如下。

抗抑郁药：阿米替林一直被认为是治疗中枢性疼痛的一线药物，但是它的不良反应也很多，如口干、便秘、尿潴留等。这些不良反应对患者也造成了一定的困扰，另外，它也不是对所有类型的患者都有效。

抗癫痫药：由于神经疼痛、痛觉过敏和痛觉减退等疾病与神经元过度兴奋、神经递质释放增加有关，抗癫痫药可以针对疼痛生理机制中的多个环节发挥作用。

四、脑卒中后中枢性疼痛的康复治疗

药物治疗有一定局限性，但康复治疗方法却是多种多样的，在临床上也取得了一定成果，被越来越多的患者所接受。

重复经颅磁刺激是通过外部放置于头皮的磁圈，产生高强度脉冲磁场，作用于脑组织，诱发一定强度的感应电流，使神经细胞去极化并产生诱发电位的一种非侵入性的治疗方法。它可以刺激脑组织，产生镇痛作用。

针刺治疗对于脑卒中后中枢性疼痛的疗效也有一定作用。针刺信息传入中枢后，在脊髓到大脑皮质的多个水平发生相互作用，能产生镇痛效应。中医认为，神能导气，气畅则道通，头针针刺选择头针感觉区——顶颞后斜线为主穴，该处贯穿督脉、足三阳经和手少阳经，针刺该区具有调神止痛之功效，配合电针治疗，以增强止痛之用；配合局部体针治疗以通经止痛效果更好，且能达到西医常用药物的疗效。

心理治疗是脑卒中后中枢性疼痛康复治疗的一个重要组成部分，其治疗原理是为患者提供适当的支持，与患者建立良好的关系，帮助患者建立康复信心。在沟通过程中，康复治疗师采用劝导、启发、鼓励、同情、支持、说服、消除疑虑和提供保证等交谈方法，站在患者角度，了解患者对疼痛的认识，以及由疼痛所导致的异常情绪状态，帮助患者正确认识脑卒中后疼痛的基本机制和影响因素，指导和调动患者的内在积极性，改善患者的焦虑情绪，使患者放松身心，提高康复信心。

第三节　压疮如何进行护理？

压疮又称压力性溃疡、褥疮，是局部组织因长期受压，发生持续缺血、缺氧、营养不良而致组织溃烂坏死。皮肤压疮在康复治疗、护理中是一个常见的问题。随着社会人口老龄化、心脑血管疾病及晚期癌症发病率的升高，卧床患者及重病患者数量不断增加，家庭护理范围越来越广，压疮的发生率也越来越高。现在也有研究表明，住院患者的压疮发生率为3%～12%，其中老年患者的压疮发生率为10%～25%，甚至每年有6万人死于和压疮有关的并发症。

目前欧洲压疮顾问小组将压疮分为四期。Ⅰ期：皮肤完整，出现红斑，解压后皮肤颜色不能很快恢复正常，还可出现受压局部发白、肿、热，出现硬结或硬块。Ⅱ期：表皮甚至深及真皮的受压部位皮肤破损。溃疡比较表浅或表现为水疱。Ⅲ期：全层皮肤受损，包括皮下组织受损或坏死，可延伸至下方筋膜，但不穿透。Ⅳ期：组织广泛受损，组织坏死或损害侵袭至骨骼、肌肉或肌腱组织，同时伴有或不伴有全层皮肤丧失（图7.1）。

治疗方法主要有4个方面：①创面使用敷料及其他局部治疗；②缓减局部压力；③治疗可能延迟愈合的各种并发症，如营养缺乏及感染等；④使用物理疗法。敷料在压疮的治疗中应用非常广泛，在中国的《压疮/压力性损伤的预防和治疗：临床实践指南》中也明确指出治疗压疮的敷料需维持创面的湿性环境，密闭性敷料是基于湿性愈合理论，通过封闭创面，在敷料与创面之间造成一个低氧、微酸、湿润环境的一类敷料，包括全密闭性（气体和液体均不可透过）或半密闭性（不能透过液体，但可部分透过气体，如氧气、水蒸气）。密闭性敷料主要有薄膜类、水胶体类、水凝胶类、泡沫类、藻酸盐类、生物膜类、药膜类、硅橡胶类及交互式湿疗伤口敷料类等。

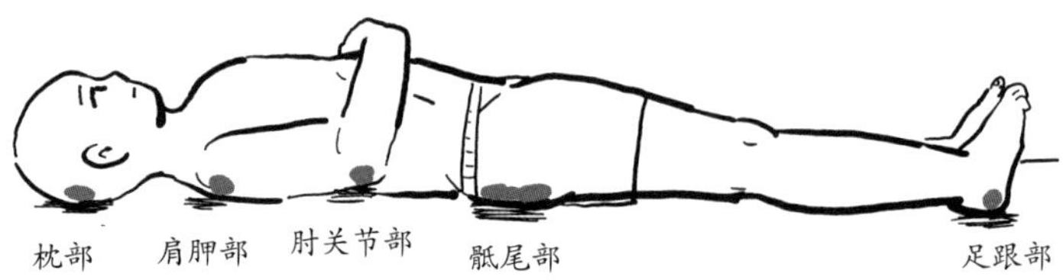

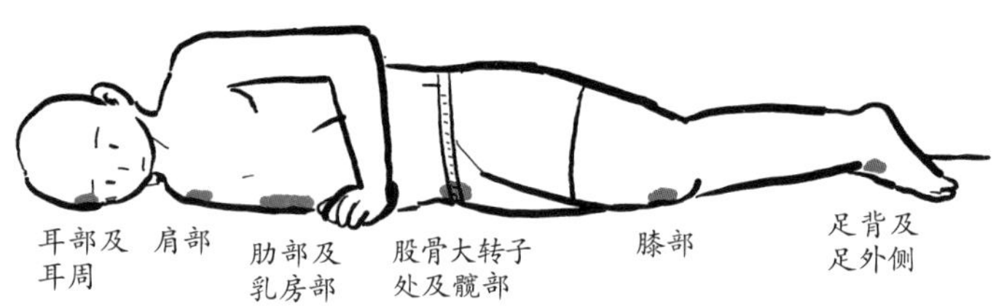

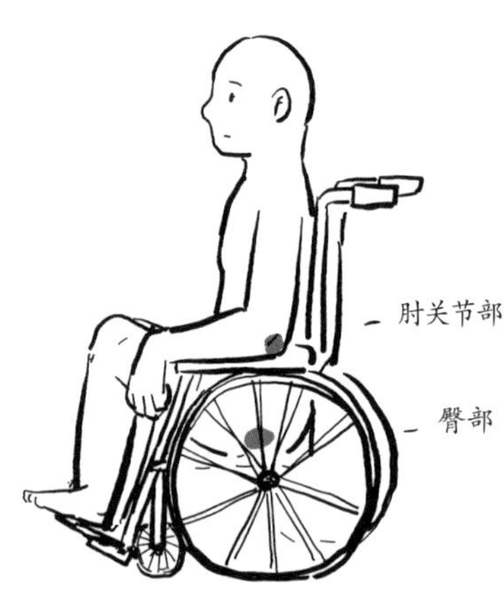

图 7.1　患者压疮部位示意

那么敷料具体是怎么使用的呢？对于Ⅰ期压疮，可选用透明敷料，即半渗透性敷料或薄的水胶体敷料外贴，贴于骨隆突部位以减少机械摩擦。另外，透明膜也有利于观察压疮的变化过程。对于Ⅱ期压疮，可选用水胶体类、泡沫类敷料。对于Ⅲ～Ⅳ期压疮，可采用藻酸盐类、水凝胶类、泡沫类及水胶体类敷料。此时创面有大量渗液、脓性分泌物及坏死组织，严重时可引起败血症。若伤口有坏死组织，在使用敷料之前还应根据坏死组织量决定是否需先进行清创。

压疮是长期卧床的患者，特别是老年、昏迷、截瘫、长期依靠轮椅的患者的常见并发症。压疮不仅会增加患者的痛苦及经济负担，还极易造成医疗资源的浪费，且影响疾病的康复进程。

面对压疮，我们不要恐慌，一切从患者的实际出发，首先要在医务人员的帮助下客观地评估压疮危险因素，充分认识其危害，努力预防或积极治疗压疮。作为家属，不仅要学会保护患者的创面、适时给其翻身、保持床单整洁等基本要领，还要掌握压疮的常用治疗方法，促进创面愈合，减轻患者的痛苦。

第四节　下肢深静脉血栓与肺栓塞如何进行护理？

一、下肢深静脉血栓

（一）下肢深静脉血栓的定义

下肢深静脉血栓指血液在深静脉腔内不正常凝结，阻塞静脉腔，导致静脉回流障碍。这种疾病常见于脑卒中康复期患者，由于脑卒中后肢体活动障碍，极易合并下肢深静脉血栓。

（二）分类

1. 中央型下肢深静脉血栓

即髂－股静脉血栓，表现为全下肢明显肿胀，股三角区有压痛，浅静脉扩张，患肢皮温升高。左侧发病多于右侧。

2. 周围型下肢深静脉血栓

即股静脉或小腿深静脉血栓。局限于股静脉的血栓主要表现为大腿肿胀、疼痛。局限于小腿深静脉血栓，表现为小腿肿胀、疼痛，行走时加剧。Homans 征阳性：在膝关节伸直位，将足急剧背屈，使小腿三头肌伸长，激发血栓引起炎性疼痛，出现腓肠肌部疼痛。

3. 混合型下肢深静脉血栓

髂－股静脉血栓逆行扩散，或小腿肌肉静脉丛血栓顺行扩散，累及整个下肢深静脉系统。临床表现为两者表现相加，常伴有体温升高和脉率加快、股白肿。如继续进展，皮温明显降低。

（三）治疗

1. 非手术治疗

适用于周围型及病期超过 3 日以上的中央型和混合型下肢深静脉血栓患者。

（1）卧床休息和抬高患肢：需卧床休息 1 ～ 2 周，避免用力排便或加压治疗，以防血栓脱落导致肺栓塞。垫高患肢，使患肢高于心脏平面。开始起床活动时，穿弹力袜或用弹力绷带，使用时间因栓塞部位而异。小腿肌肉静脉丛血栓者使用 1 ～ 2 周；腘、股静脉血栓者，使用不超过 6 周；髂股静脉血栓者，使用 3 ～ 6 个月。

（2）溶栓治疗：急性肾静脉血栓或并发肺栓塞，在发病 1 周内的患者可应用纤维蛋白溶解剂，包括链激酶及尿激酶。

（3）抗凝血疗法：作为溶栓疗法与手术取栓子的后续治疗，常用的抗凝药物有肝素和香豆素类衍生物。

（4）物理治疗：消炎、止痛、促进侧支循环。如应用直流电、超短波等，切忌用正压顺序循环治疗。

1）超短波疗法：早期无热量，2 次 / 日。

2）直流电疗法：每次 30 ～ 60 分钟。

3）蜡疗法：适用于周围型非急性期患者。

4）磁场疗法：敷贴法，同名极，脉冲磁疗法。

2. 手术治疗

适用于病期在 3 日以内的中央型和混合型下肢深静脉血栓患者。

（四）预防

对具有高危因素的患者，要采取综合预防措施。鼓励患者的足和趾经常主动活动，也可以帮助患者做被动活动。尽可能早期下床进行康复训练活动，必要时下肢穿医用弹力袜。

二、肺栓塞

（一）肺栓塞的定义

肺栓塞，是由内源性或外源性栓子阻塞肺动脉或其分支引起肺循环和右心功能障碍的一组疾病或临床综合征的总称，包括肺血栓栓塞症、脂肪栓塞、羊水栓塞、空气栓塞、肿瘤栓塞等。其中肺血栓栓塞症是肺栓塞最常见的类型，是由来自静脉系统（以下肢的深静脉血栓最为常见）或右心的血栓阻塞肺动脉或其分支所致，以肺循环和呼吸功能障碍为主要临床表现，占急性肺栓塞的绝大多数，通常所称的急性肺栓塞即为肺血栓栓塞症。

（二）分类

根据栓子大小及其阻塞肺动脉的程度，临床表现有轻重之分：以起病突然、脑缺氧、急性疼痛等一系列表现为主。起病突然：患者突然发生不明原因的虚脱、面色苍白、出冷汗、呼吸困难、胸痛、咳嗽等症状，甚至晕厥、咯血。脑缺氧症状：患者极度焦虑不安、恐惧、恶心、抽搐和昏迷。急性疼痛：胸痛、肩痛、颈部痛、心前区及上腹痛。总之，根据栓子的大小及阻塞部位的不同，其表现也不尽相同，但晕厥可能是急性肺栓塞的唯一或首发症状。

根据临床表现分为猝死型、急性心源性休克型、急性肺心病型、肺梗死型、突发性不明原因型。

（三）治疗

本病发病急，须做急救处理，需绝对卧床休息并行高浓度吸氧、抗凝治疗等。

（四）预防

早期发现下肢深静脉血栓，并积极干预治疗，多数可以防止肺栓塞的发生。为防止下肢深静脉血栓可采取以下措施：脑卒中影响肢体活动时，及时做康复训练，以维持各关节活动度，预防血栓；早期下床活动，促进血液回流，增强血液循环；必要时应用预防性抗凝血疗法。

第五节　肩痛如何进行护理?

肩痛是脑卒中偏瘫患者最常见的并发症之一。通常表现为活动肩关节时出现疼痛，严重患者可有静息痛。肩痛常成为严重干扰康复训练活动与休息的重要因素，一方面，影响患侧上肢运动功能及日常生活活动能力的恢复；另一方面，也影响患者的心理状态。现在我们具体来分析下其原因、表现、相关康复注意事项。

一、肩痛发生的主要原因

肩痛的病因尚不清楚，可能与许多因素有关，如盂肱关节排列不整齐或半脱位、肩－手综合征或称反射性交感神经营养不良、肩肱节律丧失、肩关节粘连改变或肩关节活动范围受限、肩袖撕裂、滑膜炎、肩部肌肉痉挛、抑郁及忽视症等。

肩是一个非常灵活的关节，但稳定性差。它由 7 个关节组成，结构精密而又复杂，由于它的灵活性高、活动度大，才能带动手到达适当的位置，完成无数的日常生活活动。但其稳定性不足，容易发生损伤。一般早期时以肩关节半脱位、肩袖损伤、复杂性区域疼痛综合征 I 型较常见；痉挛期时以撞击综合征、关节囊炎、复杂性区域疼痛综合征 I 型较常见。

二、肩痛的临床表现

肩痛可发生在脑卒中后的各个时期，但多发生在病后 1 个月左右。通常表现为一种典型的发病方式，即当患侧肢体被动运动接近最大活动范围时，开始出现尖锐的疼痛、钝痛或明显的牵拉不适感，且患者能准确地指出疼痛的局限部位。如致痛原因不解除，那么在一段时间内疼痛逐渐加重，或很快加重，并且患者感到在所有的运动中均有疼痛，尤其是在患侧上肢上抬、外展或外旋时。也有的人仅在上肢处于某些位置或夜间卧床时感到疼痛。突然发生的剧烈疼痛在静止不动后仍不能缓解。随着病情的发展，疼痛范围越来越大，逐渐涉及整个肩关节、三角肌，整个上肢甚至手部，也可向颈部放射。严重的患者一点也不敢活动患侧上肢，甚至昼夜疼痛。如未采取有效的治疗措施，最后肩关节可能挛缩固定。疼痛易发生的部位依次为腋窝后壁（76.9%）、腋窝前壁（46.1%）、大结节（46.1%）、大结节下方（38.4%）、肩胛冈角部（34.6%）及肱二头肌、肱三头肌和三角肌终止部（各 19.2%）。易诱发肩痛的肩关节活动依次为外旋、外展、屈曲和内旋。静止状态下疼痛减轻。肩痛患者多处于痉挛期，也可无明显运动障碍，多有不同程度的关节活动度受限，常伴有肩关节半脱位、肩 – 手综合征。

三、肩痛的类型

（一）肩关节半脱位

肩关节半脱位普遍发生于脑卒中后软瘫期患者坐起时，其本身并不引起疼痛，但极易引起损伤。可分为 3 类。

1. 肩关节下方脱位

表现为肩胛带张力丧失或提肩胛肌主动活动丧失，导致肩胛带下垂，尤其是前锯肌丧失了上提关节盂及肩胛旋向前的共同作用，致肩关节向下倾斜，从后面观察，肩胛骨靠近脊柱，肩胛下角内收明显，较健侧低，肩胛骨胸壁缘被拉离胸壁，成为“翼状”肩胛骨。

2. 肩关节前方半脱位

肱骨过分伸展和内旋，肱骨头相对关节盂偏向上前方，屈肘，旋前或旋后。

3. 肩关节上方半脱位

神经系统损伤后，神经张力增高，颈区增高的张力上提了锁骨和肩胛骨，而软瘫的躯干肌不能从下面对抗肩胛带的上提，关节盂、肩峰和锁骨被拉向上，离开肱骨头，瘫痪臂的重量阻碍了肱骨头的附属运动。

（二）肩撞击综合征

脑卒中后患侧肩胛骨肱骨运动规律丧失，肱骨外旋不充分，肱骨头在关节盂内下移不充分。患肢被动抬起，肩胛骨旋转有一个延迟过程，肩峰和肱骨头之间的结构受到两个坚硬骨质的机械性挤压，被挤压的结构出现疼痛。包括肩峰下滑囊炎、冈上肌腱炎、冈上肌腱钙化、肩袖断裂、肱二头肌长头腱鞘炎、肱二头肌长头腱断裂等。

（三）肩 - 手综合征

肩 - 手综合征又称为反射性交感神经营养不良障碍或Ⅰ型复杂性区域性疼痛综合征，分为 3 个时期。

Ⅰ期：患者的手非常突然地水肿，且很快发生运动范围明显受限，水肿主要出现在手背，手的颜色呈橘红色或紫色，特别是当手处于下垂体位时手有微热及潮湿感，患侧肩关节及腕关节疼痛，关节活动范围受限，特别是前臂被动旋后受限明显，腕关节背屈受限更为显著。做被动背屈时有明显疼痛感。常持续 3 ～ 6 个月。若积极治疗，常常可改善症状，并控制其发展。有些未经治疗的患者则很快转入Ⅱ期。

Ⅱ期：肩痛、运动障碍、手的水肿减轻、血管运动性变化，如皮肤的湿度增高和发红，几乎每位患者均有残存。患手的皮肤和肌肉明显萎缩、手指呈爪型。X 线可见骨质疏松。治疗困难。

Ⅲ期：水肿和疼痛完全消失，未经治疗，手的活动能力永久丧失，造成永久性后遗症，成为固定的特征性畸形手。

(四) 关节囊炎

关节囊炎又称作冻结肩，一般由制动、滑膜炎、关节组织代谢性变化引起，表现为肩痛、外旋＜ 20°，外展＜ 60°。

(五) 其他

痉挛引起的肩痛，痉挛程度增加后，软组织变短，短缩肌肉过度募集，牵张反射增强，恶性循环，关节软组织挛缩。脑卒中后臂丛神经损伤亦可引起肩痛，可通过肌电图检查鉴别。

四、偏瘫患者肩痛的系统管理措施

(一) 早期

健康宣教、体位摆放、肩关节保护与支持、正确的体位转移与护理、关节活动度的维持，Brunstrom 技术对称性训练的早期应用，肩胛带本体感觉神经肌肉促进技术的早期应用，超声引导下肩部精准注射尤为重要。

(二) 痉挛期

牵伸技术、肉毒毒素注射技术、冲击波治疗技术可起到很好的治疗作用。在不同的阶段、不同的时期，合理、正确、个性化选择康复治疗技术，对脑卒中肩痛的预防与发生及症状控制、功能的恢复至关重要。

五、肩痛患者的康复训练措施

（一）正确的体位摆放

正确的体位摆放包括仰卧位、健侧卧位和患侧卧位，对于伴有痉挛所致的僵硬和肩痛的患者，可先取仰卧位，然后逐渐地引入侧卧位。患者被置于患侧或健侧卧位时，开始每 15 分钟翻身 1 次。要求患者以正确的姿势躺 15 分钟或直至感到疼痛，然后帮助他翻身，此后持续时间逐渐延长。

（二）抗痉挛，恢复正常肩肱节律

1. 肩胛骨松动技术

一种方法是治疗师把一只手放在患侧胸大肌部位，另一只手放在肩胛骨下角部位，然后双手夹紧并上下左右活动肩胛骨。另一种方法是治疗师把一只手放在患肩前部，另一只手放在肩胛骨脊柱缘近下角部位按住肩胛骨并用力向上、向侧方牵拉，降低使肩胛骨下降、内收和向下旋转的肌肉的痉挛。通过上述活动，肩胛骨和肩关节的活动度可立即得到明显改善，但往往不持久，故多在患侧上肢做活动之前应用。

2. 抗痉挛活动

治疗师促使患者取坐位时躯体向患侧转移，重点是牵拉躯干的患侧，治疗师坐在患者的患侧，将一只手放在患者腋下，让患者将躯体移向治疗师。在患者这样做时，治疗师用手抬高患侧的肩胛带。这个运动节律性地重复，每次持续一会儿，并且每一次患者均试着把躯体进一步移向患侧。对患侧的牵拉抑制了阻碍肩胛骨自由活动的肌肉的痉挛。如果患者的手平放在治疗床上，患侧上肢伸展支撑躯体，治疗师使患者的肘关节保持伸展位，可进一步加强这一作用。

患者坐在椅子上，双手交叉（可使肱骨外旋，同时使患侧手的手指外展而缓解痉挛），治疗师跪在患者前面，让患者身体前倾，双手去触摸自己的脚，同时治疗师把手放在患者的肩胛骨（双侧）上，通过使肩胛骨前屈、外展并向上旋转来促进这个活动。当患者能够触到自己的脚趾时，其肩关节已经屈曲 90°。

患者仍坐着交叉双手，然后把双手放在前面的一个大球上，身体前倾，把球从自己膝部向前推，然后再拉回。这个运动实际是通过膝关节屈曲而发生的，同时患者的肩也进一步前屈。

患者坐在表面光滑的桌子或治疗台旁边，双手交叉放在一条毛巾上，尽可能地把毛巾推向前方。如能在没有不适的情况下完成上述活动，可进一步在向前上方倾斜的桌面上完成这一活动，以促进肩关节前屈。

从仰卧位向患侧翻滚，可抑制躯干和上肢的痉挛。为了防止翻身时损伤肩关节，在翻身之前应双手交叉，上肢伸直，肩胛带前屈，肩关节前屈。严重肩痛患者可在治疗师帮助下进行，治疗师用一只手保持患侧肩胛带前屈和患侧肩充分前屈，用另一只手帮助患者轻轻地向患侧翻身。为了避免损伤患者的肩部，起初患者仅翻一部分，然后回到原位。当患者翻回原位时，治疗师从床上抬起其上肢，以免患侧上肢处于完全的外展姿势。而后，患者继续翻滚，治疗师将小心地把患者的患侧上肢进一步前屈。做完上述活动后，治疗师会帮助患者在刚刚获得的关节活动范围内做被动运动，并让患者双手交叉在一起进行自主运动，进一步前屈肩关节。

患者仰卧，患侧腿屈曲，与健侧腿一起在治疗师的帮助下，通过摆动双腿慢慢地摇动骨盆。节律性地摇动、旋转躯干，可降低整个患侧的肌肉痉挛。在进行上述活动时，治疗师在患者无任何不适的前提下抬高伸展的患侧上肢。可以发现随着上述活动的进行，上肢可无痛性地被逐渐抬高。

患侧腿屈曲，倚在健侧腿上，治疗师把一只手放在患者的患侧胸部，轻轻向上、向中线方向加压以帮助患者深呼气，用另一只手抬起患侧上肢至最大的无痛范围。本活动以肩胛骨和肩关节部位为背景，可以抑制两者周围肌肉的痉挛。

3. 增加肩关节被动活动范围

当肩胛骨可以自由活动时，可进一步增加被动活动范围。在试图做上肢活动之前，牵拉并伸展患侧。患者仰卧，双腿屈曲并拢且倾向健侧，治疗师把双手分别放在患者的患侧肩和患侧膝部位，用力下压，通过身体扭转来牵拉患侧，可有效地抑制整个患侧的肌肉痉挛。治疗师用一只手抬起患者的患侧上肢，维持肘关节伸展，使肱骨外旋并轻微地牵拉，把另一只手放在肱骨头部位，用手指防止肱骨头撞在邻近的骨突起上，同时帮助肱骨头在关节盂内的下滑运动，以允许进一步无痛性上举（肩前屈）。

4. 自主上肢运动

如果患者抬起患侧上肢时伴有肩胛骨后缩和肘关节屈曲，将产生疼痛。在治疗师的帮助下，让患者学习双手交叉，充分前伸双侧上肢，牵拉肩胛骨，然后伸展肘关节，尽可能地抬高上肢。起初，患者或许仅能从桌子上抬高十几厘米，但通过反复地、正确地重复上述动作，每天做很多次，即可逐渐增加关节活动度，使疼痛减轻乃至消失。

第六节　废用综合征和误用综合征如何进行护理?

一、废用综合征

废用综合征又称运动不足症、制动不足症，是指由长期卧床、静止不动或活动减少等运动不足所致的一系列生理功能衰退的综合征。局部表现为失用性肌无力及肌萎缩、关节挛缩、失用性骨质疏松等；全身表现为直立性低血压、内分泌改变及神经、情绪、认知等改变，以及代谢及营养改变、皮肤改变、深静脉血栓等。

废用综合征可能的原因：由各种原因造成的长期卧床，患者基本不活动或运动不足；外伤或原发病导致运动障碍；因严重的感觉障碍引起刺激减少而致活动减少；各种骨关节疾病使肢体活动范围缩小。

康复治疗方法建议：每日用机体最大肌力的 20% ～ 30% 做几秒的锻炼，神经肌肉电刺激也可预防；定时变换体位，进行关节被动和主动活动；预防失用性骨质疏松，主要是进行负重运动，包括跑步、行走、举重等，如果患者不能自行站立，可帮助患者靠在墙上，站立至少 30 分钟，也可以在平行杠内站立或行走，或借助支具站立或行走；防治直立性低血压，要定时变换体位，开始时动作要缓慢，以后可逐渐提速；平卧时，使头略高于脚，然后逐步抬高上身，从 15°、30°、45°直到 90°，以患者能耐受为度；预防深静脉血栓，抬高下肢和经常活动下肢，或使用弹力袜。

二、误用综合征

脑卒中患者常见的误用综合征多为对关节不合理用力所致的炎症；韧带、肌腱和肌肉等的损伤；骨关节变形；痉挛状态的增强，强肌和弱肌不平衡的加剧；异常步态的习惯化及跌倒所致骨折等。

（一）可能的原因

1. 粗暴的关节被动活动

患神经系统疾病时，肢体瘫痪是常见症状，此时，瘫痪的肢体关节被动活动是重要的康复措施之一，其原则是在其关节允许的范围内进行，要逐步扩大其范围。

2. 康复方法的错误

肌张力增高的情况下做针灸、按摩，要按传统方法进行治疗，不按神经生理原理进行，不但不能抑制异常肌张力，而且会起相反作用；用肌力训练来代替运动控制、协调、姿势反应的训练；过早步行训练，是指患者尚无坐、站能力时就进行步行训练，这不仅无益，还对身体有害，可导致患侧下肢反张及伸展协同模式加重。

3. 护理方法的错误

卧床患者未能给予正确的良肢位姿势卧床。

（二）纠正

其实偏瘫不仅仅是肌肉无力的问题，肌肉收缩的不协调也是导致运动功能障碍的重要原因。因此，不能误以为康复训练就是力量训练。在对脑瘫患者运动功能障碍的康复治疗中，传统的理念和方法只是偏重于恢复患者的肌力，忽视了对患者的关节活动度、肌张力及拮抗之间协调性的康复治疗，即使患者肌力恢复正常，也可能遗留下异常运动模式，从而妨碍其日常生活和活动能力的提高。

试验及临床研究表明，中枢神经系统存在可塑性，在大脑损伤后的恢复过程中，具有功能重建的可能性。肢体运动康复仪是以神经促通技术为核心，使肌肉群受到低频脉冲电刺激后按一定顺序模拟正常运动，除直接锻炼肌力外，通过模拟运动的被动拮抗作用，协调和支配肢体的功能状态，使其恢复动态平衡；同时多次重复的运动可以向大脑反馈促通信息，使其尽快且最大限度地实现功能重建，打破痉挛模式，恢复自主的运动控制，可在家里操作，方法简便。

这种疗法可使瘫痪的肢体模拟出正常运动，增强患者康复的自信心，恢复患者的肌张力和肢体运动。

第七节 卧床技巧有哪些？

一、床单位的设置

卧床患者的床单位设置应尽量考虑患者的方便、舒适、安全等条件，床的宽度视患者的病情需求、生活习惯等而定，通常较一般用床宽 10 ～ 30 cm，床旁应留有放日常用物（如眼镜、手表、收音机、梳子、小镜子、痰杯等）之处。床旁物品的放置，如小镜子，可提高卧床患者生活的情趣，看到居室周围的环境，扩大视野，通过反光镜看到外面的“世界”和走进居室内的客人，使患者建立生活的信心，克服由卧床带来的困难。

二、基础护理

（一）晨间护理

可促进患者的血液循环和保持其口腔卫生，使患者感到舒适，有利于预防并发症；能通过观察疾病的进展情况，为诊断、治疗和制订护理计划提供依据。内容包括口腔、脸、手、足、皮肤、床单的清洁，以及头发梳理（男患者剃须）和按摩受压处。

（二）晚间护理

可使患者舒适、清洁，促进睡眠。在晚饭后为患者做一次晚间护理。内容除包括晨间护理内容外，还要给患者擦背与臀部、用热水泡脚、冲洗会阴、剪指（趾）甲（修剪指甲形状应与指尖相同，足趾应平剪，剪后应用锉刀磨平）、整理床铺，注意保暖。

（三）协助患者进餐

先助其排尿、洗净双手，用棉被或大枕头托住患者腰部，双手放在床的餐桌上，协助患者进餐，餐后洗手并整理用物。

对于不能取坐位进餐者，可采用侧卧位进食。

三、长期卧床患者主要并发症的家庭预防和护理

（一）主要并发症

呼吸道和尿路感染、压疮、静脉血栓炎和继发功能损害。

（二）家庭护理中的预防

预防功能损害体位的摆放。

1. 足下垂的预防

足下垂又称垂足畸形，下肢瘫痪者极易形成。应给予足部支持，如使用足板托、枕头等物，使足与腿成直角，保持背屈位，以预防跟腱挛缩。冬季保暖时，应注意到棉被对足部的压迫，可用支架或干净硬纸盒支撑被子，避免压迫足背。指导和帮助患者锻炼踝关节，避免肌肉萎缩和关节僵直。

2. 膝关节畸形的预防

膝关节下放置垫子，可防止膝肿胀和关节过度伸展（膝反张），时间不可过长。每日数次去垫平卧，防止膝关节屈曲挛缩。

3. 肩、髋部关节畸形的预防

平卧，肩关节下方放置垫子，以防止肩关节脱位；腿、臀外侧放毛巾卷，防止髋关节外展、外旋，床垫不能太软，否则会导致臀部凹陷，使得臀部长期处于屈曲位而发生屈髋畸形，一旦患者离床站立，身体会因髋关节屈曲而不能站立。偏瘫患者健侧卧，患侧上肢内收于胸，肘下放置垫子，患侧下肢屈曲，腿下放置垫

子，背后放置枕头，防止躯干痉挛。偏瘫患者患侧卧，患侧上肢伸展位，健侧上肢屈曲于胸，患侧下肢屈曲，足下放置垫子。半坐位，两臂离开躯干、上肢微屈，肘下放置垫子，防止肩关节内收畸形。

四、皮肤护理，防止压疮

对于瘫痪或床上活动困难的患者，要定时翻身并制订具体的翻身计划，白天每 2 小时翻身一次，夜间不超过 3 小时翻身一次。计划可写在纸上，然后挂在墙上，附以表格让执行者记录，以保证计划的实施。夜间翻身可根据家属或照顾者的睡眠习惯安排翻身时间，如家属晚 11 点睡觉，可在睡前给患者翻身，晨 2 点前家中谁起夜，由起夜者再为患者翻身一次，5 点前给患者翻身一次至天亮。翻身前应先拍背，嘱其咳嗽，再让患者饮温开水 1 ～ 2 口，后行翻身。每次翻身均应检查受压的骨突部，以便及时了解皮肤情况，发现问题及时处理。对于受压的骨突部位，做局部按摩或使用气垫等措施以预防压疮。

对于在床上能活动的患者，视病情和耐受情况制订和指导自行翻身的护理计划。计划要切合实际，训练要循序渐进。方法：白天利用晨起、早中晚饭前、午睡前后、夜间睡前的排尿时间进行翻身。夜间翻身次数要根据睡眠习惯和排尿次数增加 1 ～ 2 次。

第八节 翻身技巧有哪些?

一、偏瘫患者自行翻身法

(一) 向患侧翻身

患者取仰卧位，双手叉握，健侧上肢带动患侧上肢向上伸展，健侧下肢屈曲，双上肢先摆向健侧，再摆向患侧，可重复摆动，当摆向患侧时，顺势将身体翻向患侧（图 7.2）。

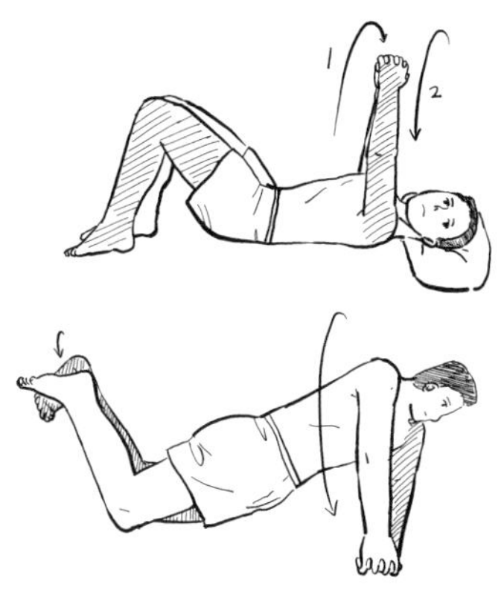

图 7.2 向患侧翻身

(二) 向健侧翻身

患者取仰卧位，将健侧腿插入患侧腿下方，双手叉握，向上伸展上肢，左右摆动，幅度稍大，当摆至健侧时，同时以健侧腿带动患侧腿，翻向健侧（图 7.3）。

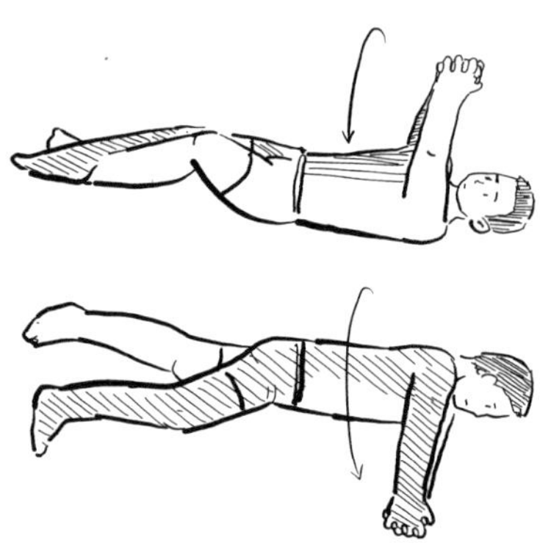

图 7.3　向健侧翻身

二、脊椎损伤患者的翻身法

常用体位：脊髓损伤患者要解决的首要问题就是如何卧床，床上体位主要分为仰卧位、侧卧位、俯卧位三种体位。保持体位需要各种枕头，因此应该准备各种大小不同的枕头，在急性期为防止各骨突部位发生压疮，使骨头不受压迫，枕头应放置在骨突附近而不是在骨突处。

仰卧位：患者头部放于枕上，两臂置于身体两侧，两腿自然伸直。可在后枕部、上肢和手腕部、腘窝部、小腿部及足底放置软枕，保持功能位，手腕及下肢可微屈（图 7.4）。

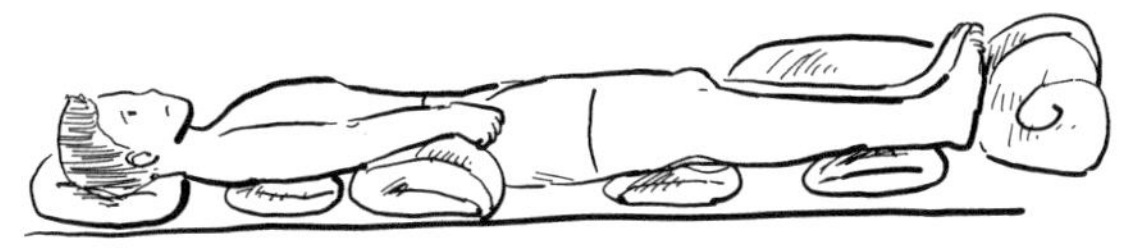

图 7.4　仰卧位

侧卧位：患者背部放置枕头保持稳定，将患者位于下方的手臂屈曲置于枕侧，上方的手臂置于身前的枕头上，将下面的腿屈髋屈膝 20°，上面的腿屈髋屈膝 30°，使两脚位于身体中线前，在两膝关节和踝关节间垫枕头（图 7.5）。

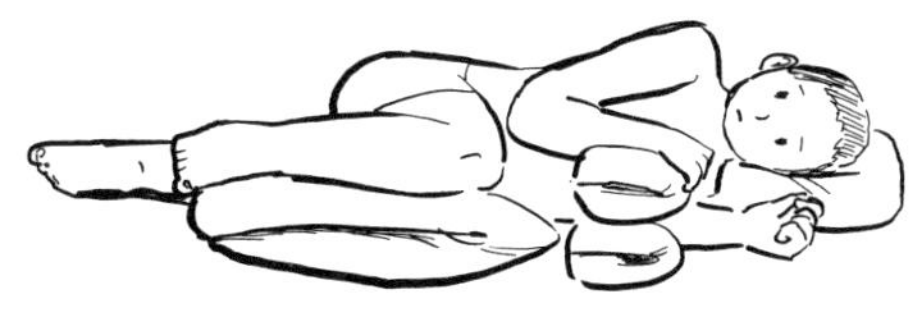

图 7.5　侧卧位

俯卧位：患者取俯卧位，肩关节外展 90°，肘关节屈曲，手和前臂旋前位，将枕头置于双膝关节和踝关节下，这种体位一般在患者有压疮时使用（图 7.6）。

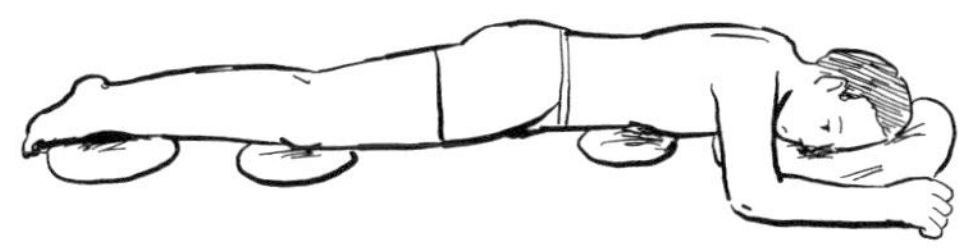

图 7.6　俯卧位

三、肢体瘫痪患者的翻身法

不用辅助用具： 家人帮助患者双上肢伸直，头、躯干协同向两侧摇摆，摇摆幅度大时，向希望翻转的一侧再用力摆动，即可达到翻身的目的（图 7.7）。

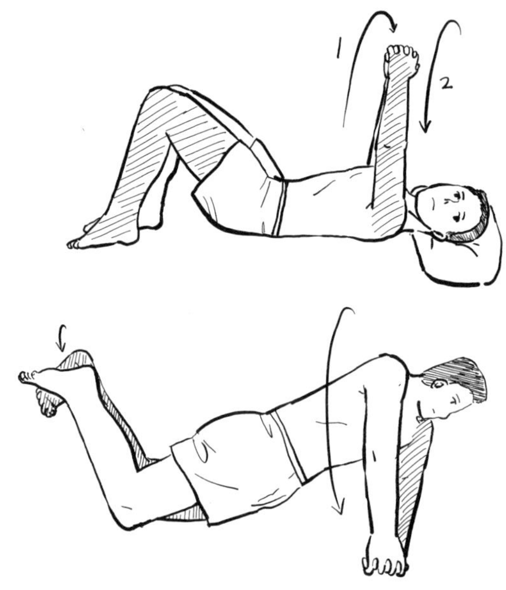

图 7.7　独自翻身法

借助辅助用具： 辅助用具可为床栏扶手、床单、吊环等（图 7.8、图 7.9、图 7.10）。以床栏为例，患者一侧上肢抓住转向侧床栏扶手，另一上肢向同侧摆，头、躯干协同摆动即可达到翻身目的。

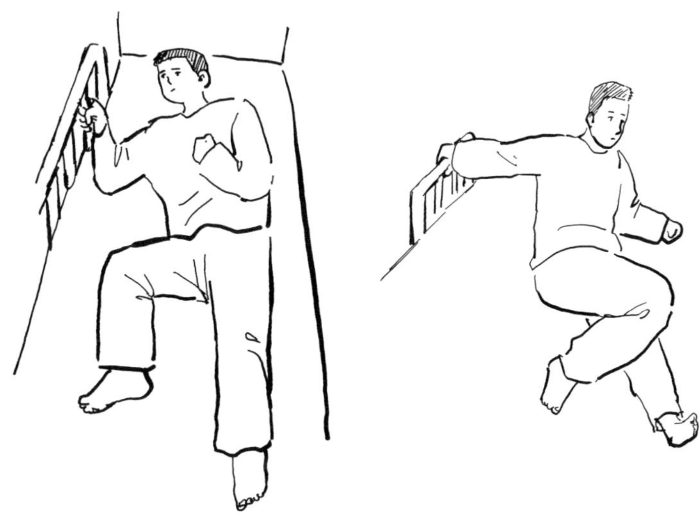

图 7.8　借助床栏扶手翻身

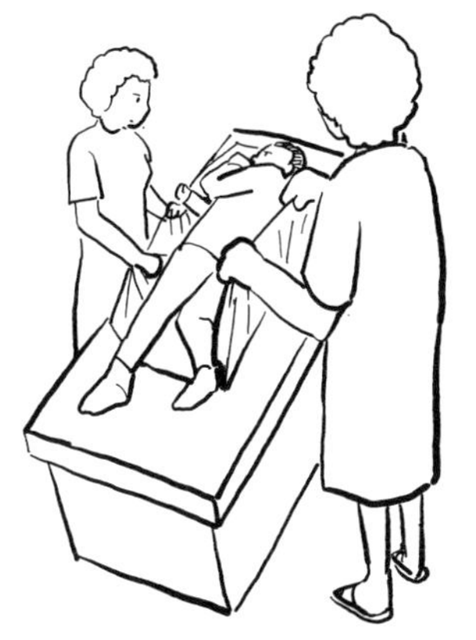

图 7.9　借助床单翻身

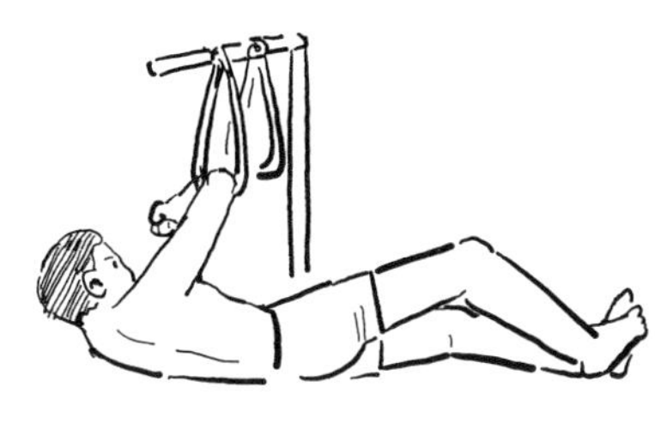

图 7.10 借助吊环翻身

第九节　照料者如何协助患者转移、翻身？

一、转移

（一）无偏瘫患者“床—轮椅”间转移（图 7.11）

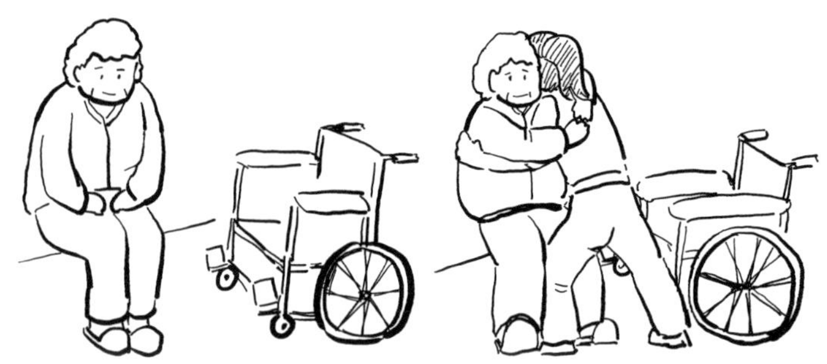

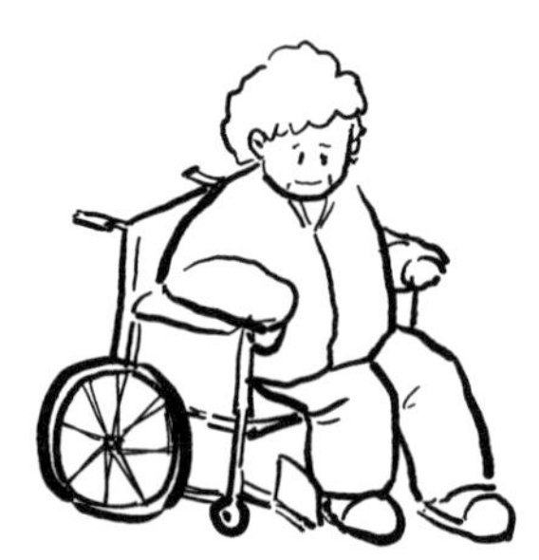

图 7.11　无偏瘫患者“床—轮椅”间转移

（二）偏瘫患者“床—轮椅”间转移（图 7.12）

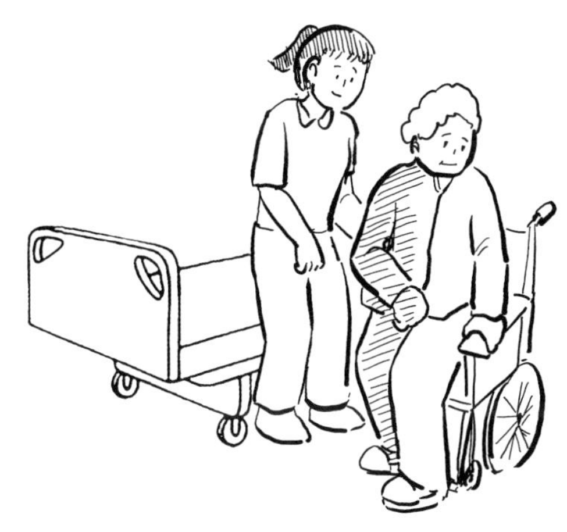

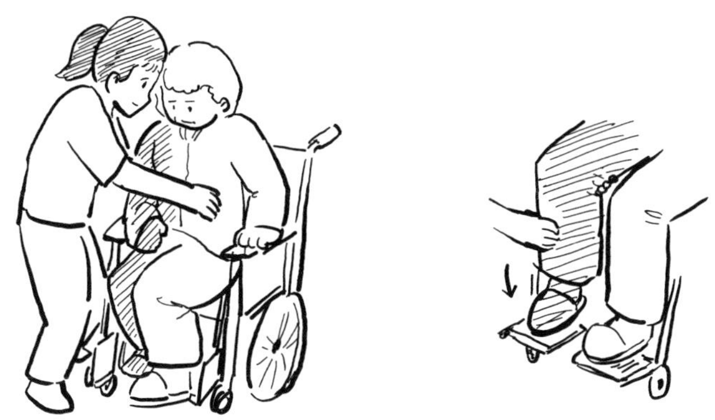

图 7.12　偏瘫患者“床—轮椅”间转移

（三）无偏瘫患者“轮椅—床”间转移（图 7.13）

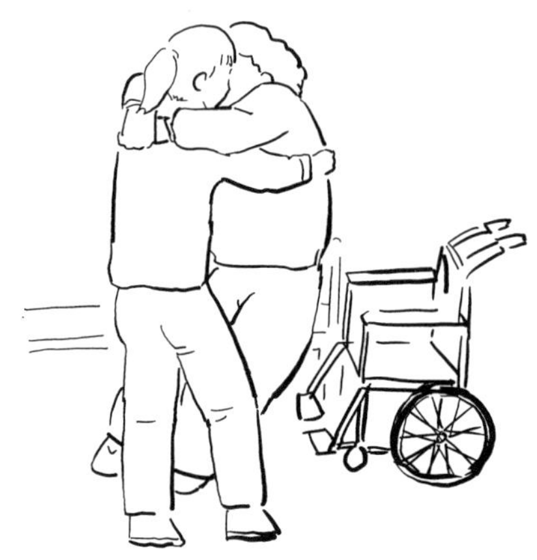

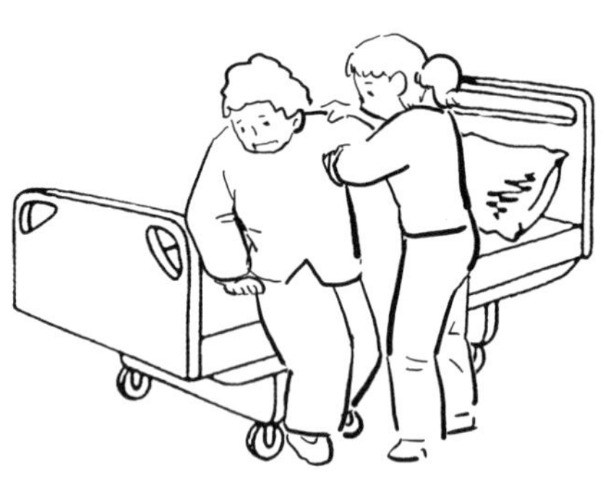

图 7.13　无偏瘫患者“轮椅—床”间转移

(四) 偏瘫患者“轮椅—床”位转移（图 7.14）

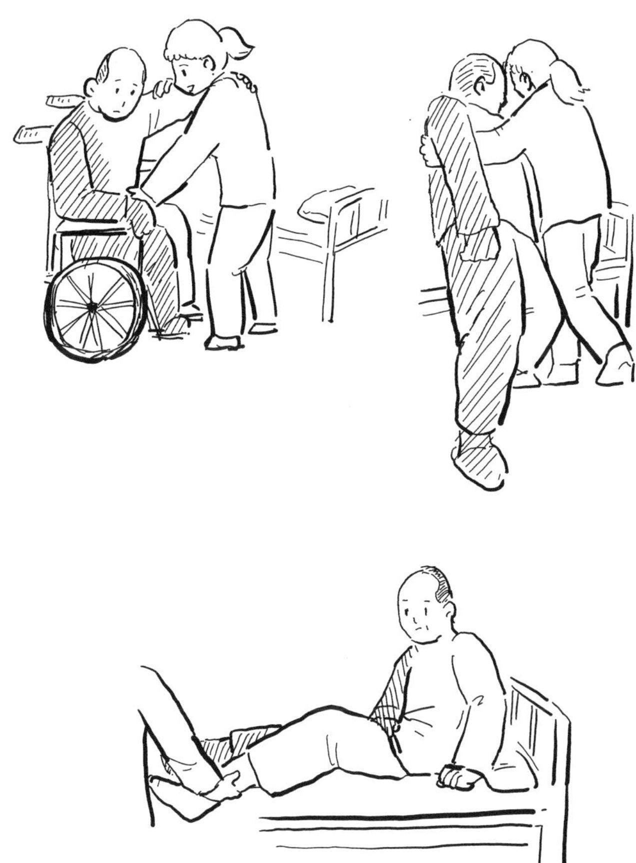

图 7.14　偏瘫患者“轮椅—床”位转移

（五）双人协助“床—轮椅”间转移（图 7.15）

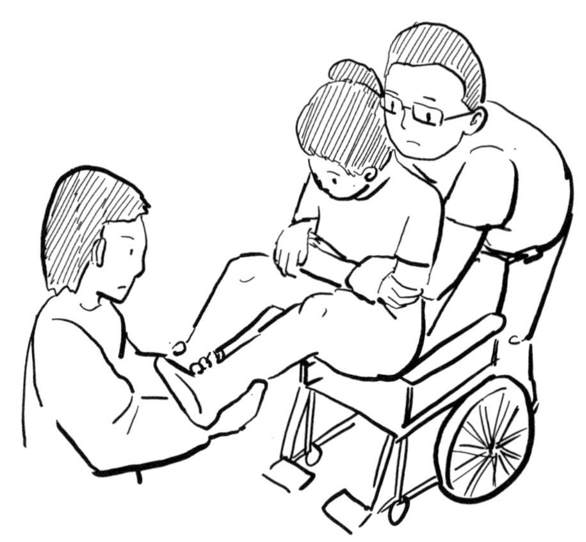

图 7.15　双人协助“床—轮椅”间转移

二、翻身

（一）胸腰椎损伤翻身法

按照协助翻身的人数可分为一人翻身法和两人翻身法。

一人翻身法：护士立于病床一侧，双手托扶住患者的肩部及臀部，将患者翻转成侧卧位，背对护士，然后一手扶住患者的腰背部，另一手拿枕头垫于患者肩背部，使患者呈屈髋屈膝位，两膝盖间夹一软枕，此方法适用于腰椎手术后需要翻身的患者（图 7.16）。

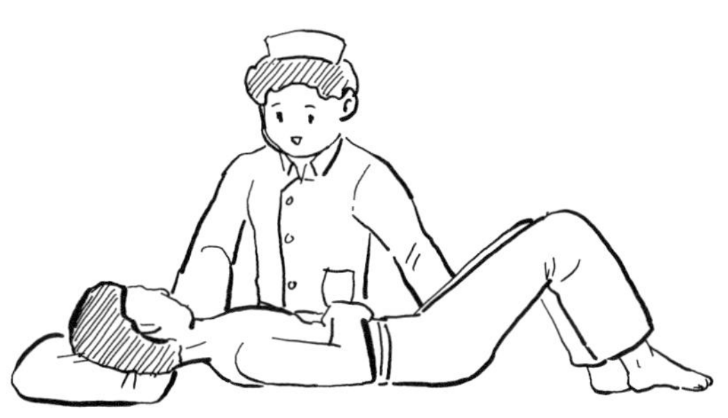

图 7.16　一人翻身法

两人翻身法：两名护士立于患者床一侧，先令患者屈膝，一名护士扶托住患者近侧肩部及臀部，将患者躯干翻转至对侧，另一名护士用枕头抵住患者腰背部，双膝间放一软枕，此方法适用于胸、腰椎手术后的翻身（图 7.17）。

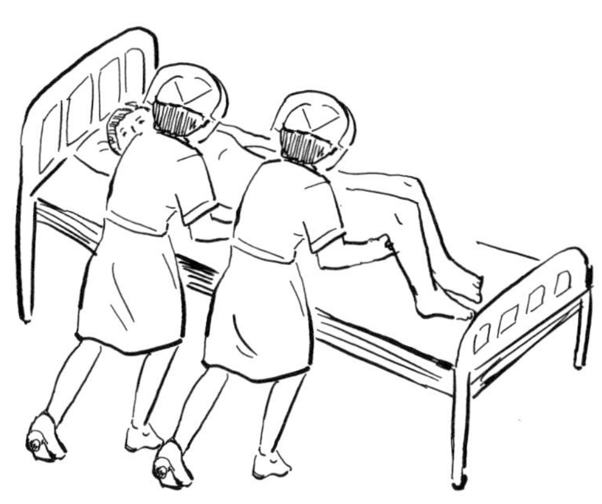

图 7.17　两人翻身法

提示：始终保持脊柱的稳定性，即翻身时保持脊柱成一水平位，防止脊柱扭伤、滑脱、移位及植入骨滑脱等。

（二）颈椎损伤翻身法

要点：颈椎与脊椎保持垂直轴线，必须带好颈围。

翻身方法：一般三人协助翻身，一人托颈围，协助转头并垫枕头（枕头与肩同宽），其余两名护士分别立于病床两侧，先嘱患者屈膝，一名护士扶托住患者远侧肩部及臀部，将患者躯干翻转至自己一侧，另一名护士用枕头抵住患者腰背部，双膝间放一软枕，床头的护士要与另外两名护士同步行动，保持颈椎与胸椎始终成一条直线，不可使颈部左右偏斜或扭转。

提示：每次翻身时都要保护好受伤部位，保持脊柱中立位，侧卧时要注意防止脊柱扭曲，避免造成新的损伤。

翻身注意事项：最少每两小时翻身一次；垫一枕头于背臀部，使身体呈现倾斜姿势；双小腿之间放置一枕头，避免双脚互相压迫；调整头部位置，避免颈部屈曲或歪斜，可利用卷轴做适当支托，使头颈部成一条直线；以卷轴维持足部适当支托以防垂足；侧躺时将受压侧肩及臀部微向外拉，保持60°避免压迫；可让患者握住小棉卷；如有皮肤破损，避免破损处再度受压；整理床褥，维持床单平整；避免在进食半小时内翻身；必要时可使用气垫床等工具以减轻压力，避免压疮的形成。

第十节　进食技巧有哪些？

吞咽障碍是脑卒中患者的常见症状，其发生率为22%～65%。吞咽障碍常对患者的生理、心理健康造成严重影响。适当的进食技巧可以降低患者进食过程中发生危险的可能，包括进食环境、进食体位和姿势、食物的性状、食团入口位置、一口量及进食速度、进食时提醒，并注意进食前后清洁口腔、排痰等。

一、进食环境

吞咽困难患者应在安静环境下进食，减少一切可能分散患者进食时注意力的环境因素，例如，进餐时尽量不要讲话，因为讲话会使患者忘记吞咽动作，从而影响进食。

二、体位及姿势

一般认为进食最佳体位为坐位或者半卧位，一般躯干与地面成45°或以上角度最安全。对于不能取坐位的患者，一般至少取躯干30°仰卧位，头部前屈，偏瘫侧肩部以枕头垫起，喂食者位于患者健侧。此时食物不易从口中漏出、有利于食团向舌根运送，还可以减少向鼻腔逆流及误吸的危险。进食的姿势，即在进食时让患者的头部或身体改变某种姿态或许可能解除吞咽障碍的症状。

三、食物的性状

根据食物的性状，一般将食物分为五类，即流质，如水、果汁等；半流质，如米汤、羹等；糊状，如米糊、芝麻糊等；半固体，如软饭；固体，如饼干、坚果等。容易吞咽的食物特点是密度均匀、黏性适当、不易松散、通过咽和食管时易变形且很少在黏膜上残留。进食时应首选蛋羹、豆腐脑、芝麻糊等，随着患者吞咽功能的改善，可逐渐过渡为软食、普食。

四、食团入口位置

进食时应把食物放在口腔最能感觉食物，且最适宜促进食物在口腔中保持及输送的位置。最好把食物放在健侧舌后部或健侧颊部，这样有利于食物的吞咽。

五、一口量及进食速度

一口量，即最适于吞咽的每次摄食入口量。一般正常成人每口量：流质 1 ～ 20 mL，果冻 5 ～ 7 mL，糊状食物 3 ～ 5 mL，肉团平均为 2 mL。患者进食时，如果一口量过多，食物将从口中漏出或引起咽部残留导致误吸；过少，则会因刺激强度不够，难以诱发吞咽反射。一般先以少量试之（流质 1 ～ 4 mL），然后酌情增加，每次进食后，嘱患者反复吞咽数次，防止食物残留和误吸。为减少误吸的危险，进食速度不宜过快，一口吞咽完成后再进食下一口，避免 2 次食物重叠入口的现象。一般每餐进食时间控制在 45 分钟左右为宜。

另外，进食餐具应采用边缘钝厚、匙柄较长、容量为 5 ～ 10 mL 的匙羹，便于准确放置食物及控制每匙食物量，对可以自己进食的患者可以进行一些餐具的改造。

六、进食时提醒

进食时给予提醒以促进患者的吞咽，帮助患者减少误吸的风险。可以通过语言、手势、身体姿势及文字示意，以提醒患者进行吞咽、姿势调整及其他进食时注意事项。

七、进食前后清洁口腔、排痰

正常人每 2 分钟左右会自然产生吞咽一次，把口腔及咽部分泌物吞入食管，进食后，口腔及咽部如有残留物会有异物感，能反射性咳出及清除。吞咽障碍患者口腔及咽部感觉差，进食后残留在口腔及咽部的食物容易随呼吸进入呼吸道，导致进食后潜在性肺部感染。因此，进食前后口腔与咽部的清洁对于吞咽障碍患者预防肺部感染是一项重要措施。对于分泌物异常增多患者，在进食前需清理分泌物后再进食，进食过程中如分泌物影响吞咽，也应清理，以保证进食过程顺畅。

呛咳是吞咽困难的最基本的特征，在进食过程中，如果出现呛咳，患者应当弯曲腰、颈，身体前倾，下颌抵向前胸。当咳嗽清洁气道时，这种体位可以防止残渣再次侵入气道。如果食物残渣卡在喉部，妨碍呼吸，患者应再次弯腰低头，喂食者在其肩胛骨之间快速连续拍打使残渣排出。

第十一节　如何改造家庭环境？

脑卒中患者出院后回归家庭生活，能否真正独立生活，除了身体因素，环境也是重要的影响因素。比如，由于门的宽度不够，患者使用轮椅不能自由地进出家里的各个房间，由于厕所门口有台阶，偏瘫患者自己不能独立去厕所等，因此就需要通过改变家庭环境，即最大限度地减少或消除环境障碍，使环境适应患者的实际能力，从而使患者能够安全地参与各种活动。

在计划改造之前通过实地考察患者在家庭中的功能活动情况，对家庭生活中的功能水平、安全性及舒适和方便程度有一个基本的了解，在此基础上设计不同的改造方案。

一、家庭外部环境改造

入径：通向入口的地面要平整、台阶少、有扶手；行车道与入口距离较近；入口处每一级台阶的高度不宜超过 17.5 cm，深度应为 28 cm；台阶不宜有突出的前缘；台阶表面应采用防滑材料；必要时在台阶两侧安装扶手，根据使用者身高情况，扶手高度可在 80 cm 上下进行相应调整；如需要设置坡道，理想的轮椅坡道的坡度为每延长 30.5 cm，高度增加 2.5 cm，坡道的宽度不应小于 122 cm，坡道两侧应设扶手，扶手两端各应水平延伸 30.5 cm。

入口：坡道的终点即入口处应有一个平台便于轮椅回转活动，面积不应小于 153 cm×153 cm；根据患者情况可采用呼叫对讲或电子卡开锁系统进入；入口处的门开启后净宽度不得小于 82 cm。

二、家庭内部环境改造

客厅和走廊：客厅和走廊的宽度应≥ 1.50 m；扶手的高度为 0.85 m，扶手末端应向内拐到墙面或向下延伸 0.10 m；墙角应做成圆弧形；墙面应设自地面高 0.35 m 的护墙板，防轮椅脚托板撞墙；地面应平整，选用遇水不滑的地面材料，且要有轮椅移动的足够空间；家具的摆放要考虑乘轮椅者能通过并接近和操作，如轮椅到椅子和沙发的转移，以及电灯、电话、电视、音响、空调、插座等电器的操作方便。

卧室：床应靠墙或墙角，或床腿采用负压吸引器使之固定，床前应有充足的空间供患者转移；床的具体高度应以利于患者进行转移的原则来确定，对于轮椅使用者，床的高度应与轮椅的座位高度相近；对于非轮椅使用者，床的高度应以患者坐在床边，在髋和膝关节保持约 90°时，双脚能平放在地面为宜。增加高度可用木板或床垫；床边应放置一张床头柜用于摆放床头灯、电话、药或呼叫铃等；衣柜内挂衣横杆的高度距地面 132 cm，使坐轮椅者可自由取和挂衣服；壁柜挂钩距地面高度为 100 ～ 140 cm；衣柜搁板距地面最高不能高于 114 cm。

厕所：在厕所的墙壁上安装能承受身体重量的扶手用于身体安全转移。扶手直径为 30 ～ 40 cm；扶手表面采用摩擦系数较大的材料以增加抓握的牢固性和安全性；厕所转移用扶手安装为水平位，距地面 84 ～ 91 cm，位于后壁的扶手长度以 61 ～ 91 cm 为宜，侧壁扶手为 106 cm；根据具体情况对坐便器进行适当加高，最高不超过 48.5 cm，这样的设置有利于患者站起和转移；卫生纸放在手容易拿到的地方。

浴室：浴盆侧墙壁上安装转移用安全扶手，扶手应为水平位，其高度距浴盆底部 61 cm；洗澡时可使用浴盆座椅，其椅面宽大，椅腿有橡胶负压吸引盘固定，有靠背，椅面较长，较长的椅面有利于患者进行浴盆内外的转移；浴盆底部放置防滑垫；淋浴用面积至少为 920 cm×920 cm，淋浴室的墙壁应安装扶手；浴室中的热水管要给予屏蔽以避免烫伤使用者，尤其是有感觉障碍的患者。

厨房：对于轮椅使用者，厨房操作台的高度应符合其实际需要，操作台距地面的理想高度不应超过 79 cm；操作台面要光滑以便必要时可以将重物从一边滑送到另一边，既省力又能达到搬运的目的；远距离搬运时可使用手推车，如将食品从冰箱取出后运送到操作台上；水龙头采用大的、叶片状手柄以便于操作；操作台下方、水池下方及炉灶下方均应留有能放入双膝和小腿的空间；器皿和食品储藏位置的安排以节省身体能量为原则，即常用的工具、器皿或食品放在易拿到的地方；橱柜内的储物架采用拉筐式或轨道式以便于使用者拿取；厨房里的热水管给予屏蔽以免发生烫伤。

第十二节　如何预防跌倒?

跌倒是 65 岁及以上老年人外伤性致死的首要原因。由于老年人反应速度减退、平衡能力低下、肌肉力量不足，所以易跌倒。脑卒中患者多伴有运动障碍，跌倒风险也较高，研究显示约有 40% 的脑卒中患者在病后的 6 个月内出现过跌倒。由于老年人易发生骨质疏松，跌倒后极易出现骨折，致使老年人不得不卧床，极大地影响日常生活的活动能力和参与能力，必将降低生活质量。因此，预防跌倒临床意义重大，有效的预防跌倒计划的实施可以降低跌倒的发生率及跌倒后的损伤程度和死亡率。对于脑卒中患者跌倒的预防，主要有以下几个方面。

（1）对所有的脑卒中患者进行跌倒风险评估。对高风险患者要采取措施，确定患者跌倒的高危因素，制订个体化预防跌倒措施；提高跌倒风险的意识。教会患者识别跌倒危险因素及采取预防措施，如提醒患者缓慢起立和坐下，以及上下床、如厕等活动时的注意事项；指导患者家属或陪护人员跌倒应急处理措施，防止发生二次损伤。

（2）对于有肢体障碍的脑卒中患者，要了解和评定患者的肌肉力量、关节活动度、平衡功能等情况，然后制订适合的康复训练计划，在康复专业人员的指导下，进行下肢及躯干力量、平衡、协调及步态功能训练，另外还要进行正确的转移训练，如从床上坐起，从坐位到站位，再从站位到坐位，从床到轮椅或椅子的转移，以及如厕、洗澡、上下台阶等。科学地、逐步地提高患者的活动能力，从而减少跌倒的发生。

（3）积极调整药物。对于血糖控制不佳的患者，一旦发生低血糖很容易晕倒，应积极调整降糖药，保持血糖稳定就可以预防跌倒发生；对于高血压患者要定期监测血压，维持血压稳定，减少头晕跌倒的风险。对于有跌倒危险的患者，在活动时要加强监护，必要时提供拐杖或轮椅等助行器。

（4）适当地改造居家环境，如夜间照明，光线应有足够的亮度；地面应平坦防滑，潮湿后要及时擦干；重新摆放家具，固定地毯，降低门槛，移除障碍物；走廊、厕所、浴室等安装扶手。这些环境的及时改造可以减少患者跌倒的风险。

（5）部分患者曾因跌倒或险些跌倒而对运动失去信心，这样不仅增加了跌倒的风险，还有可能形成恶性循环，应当给予患者安慰、解释，提高其安全意识，减少其对跌倒的恐惧；对于功能较好的脑卒中患者，应积极地参加身体的运动性活动，保持并提高身体的灵活性、反应能力、平衡能力、肌肉力量等。可以进行一些有氧运动，如打太极拳、练习五禽戏、跳交际舞、做老年保健操、打高尔夫球、登山、慢跑等。

第十三节　居家康复常见误区有哪些？

一、康复就是要躺着休息，什么事情都不让患者做

瘫痪的患者如果长时间卧床，会出现肌肉萎缩、骨质疏松、心肺功能减退、深静脉血栓、肺部感染等多种并发症，不仅不利于患者的康复，反而会加重病情，甚至危及生命。也有些家属认为要照顾好患者就是什么事情都帮他做好，包括喂饭、洗脸及穿、脱衣服等。其实脑卒中患者大部分只有一侧肢体的瘫痪，另一侧是好的，经过简单的训练完全可以完成这些简单的生活动作，

而且患者在独立完成这些动作的时候，也是一种很好的锻炼。如果家属全部包办了，就等于剥夺了患者康复的机会。

二、康复锻炼就是活动手脚或者多走路，很简单

有些患者的家属可能在医院的时候见过医务人员给其他的脑卒中患者进行康复训练，以为依葫芦画瓢，动动手、动动脚就可以了。其实这看似简单的动动手、动动脚中大有学问，不仅涉及人体运动学、解剖学的知识，还包含了复杂的神经生理学的内容，只有经过专业训练的人员才能很好地完成。当然，家属帮助患者进行肢体各个关节的活动，对患者来说还是有好处的，只要注意避免太用力而造成关节的损伤就好了。也有些患者认为康复锻炼就是要多练习走，因此只要下肢有一点活动能力就开始在旁人的搀扶下练习走路。其实脑卒中患者什么时候开始练习走、怎么走是有讲究的，如果走的时机过早或者方法不对，只会使患者异常的行走方式加重，反而不利于其走好路了。

三、说话不好，时间长了慢慢就会说了

有些脑卒中的患者会出现说话费力、声音含糊，或者想说说不出来，甚至不能听懂旁人所说的话的意思等情况。这类患者往往是脑卒中导致的构音障碍或者失语。有些患者家属对于手脚能不能动很重视，但对能不能说话却不怎么在意。殊不知，如果不能很好地用语言进行交流，会对患者的心理产生很大的影响，这

也是失语症的患者比一般的脑卒中患者得抑郁症的比率高很多的原因。如果一个脑卒中患者合并构音障碍或者失语，只有早期进行正规的语言训练才能得到很好的康复。

四、吃饭、喝水呛咳，慢点来就好了

有些脑卒中患者会出现吃饭、喝水呛咳的情况，家人往往会认为只要慢点吃就好了。对于较轻的呛咳患者，确实放慢进食、饮水的速度就可以避免。但是很多严重呛咳的患者，如果不尽早进行检查和训练，除了会因为进食差导致营养不良，还有可能因为吞咽障碍导致误吸或者误咽，从而出现吸入性肺炎，引发肺部感染等并发症，甚至危及生命。

对康复训练的正确认识应该是“通过训练，刺激受损伤脑组织周围的脑细胞，让它们学会代替受损伤脑组织的工作”“通过各种各样的方式辅助已丧失的手脚运动功能，帮助患者回归家庭和社会生活”。

第十四节　去骨瓣减压术后如何进行护理?

去骨瓣减压术是救治各类急性重型颅脑损伤患者的一个重要手段，术后护理对患者的康复极为重要，术后患者易发生压疮、

肺部感染、应急性溃疡、急性肾衰竭等并发症。我们应严密观察；按时翻身、叩背、按摩；确保床铺、内衣整洁，使用气垫床，并保持床单位清洁、干燥无渣、无皱褶，避免局部皮肤受刺激。观察胃液的颜色及量，发现胃液颜色可疑，立即送检；准确记录出入量，尿量的记录尤为重要，发现异常及时报告医务人员。患者清醒后，要注意心理护理及健康指导，强调密切配合是早期恢复的关键因素，耐心解释，使患者密切配合，使其有战胜疾病的信心。

第八章　脑卒中的生活注意

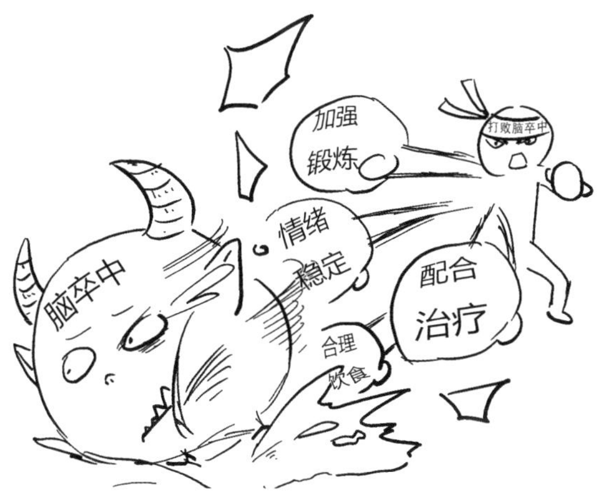

第一节　脑卒中家庭康复疗养需要关注哪些方面?

在门诊坐诊过程中，经常能接诊到一些腿脚不利索，或说话不清的患者，有的是来复查化验的、有的是近期又有异常的。询问家属在家里是怎样帮助患者康复疗养的，大多数家属都回答得含糊不清。很遗憾，这些家庭没能营造良好的康复疗养环境，患者第一次脑卒中后也没有足够的家庭康复支持，错过了最好的恢复时机，留下了不可逆转的后遗症。更可惜的是，后续多次的脑卒中急速加剧患者健康状况的恶化，所以家庭康复疗养也是重要一环。

脑卒中致残率高，康复期长，随着医学模式的转变，护理范围已由疾病护理扩大到全面保健护理，工作已从医院延伸到社区及家庭。因此，做好家庭康复疗养指导对消除和减少并发症的发生，提高生存质量，促进患者早日康复具有至关重要的作用。对给予患者正确的心理指导，并制订周密的康复训练计划和目标，督促其严格执行，是康复训练成功的关键。总之，康复训练一定要克服急于求成的思想，循序渐进、持之以恒才能取得满意效果。脑卒中患者康复后，有约 60% 的患者在第 1 年末可达到日常生活自理，仅 5% 完全需要帮助。因此，脑卒中患者出院后，家庭需要给予充分的理解和支持，帮助患者最大限度地恢复生活功能。同时，预防脑卒中的再次发生也尤为重要。

一、家庭康复注意事项

（一）给予更多的关爱和耐心

脑卒中后遗症给患者带来的身心创伤是很大的，患者容易产生焦虑、愤怒甚至厌世情绪。尤其对那些原本处于事业高峰期、年纪相对较轻的患者来说特别明显。家人应该对脑卒中患者急于回归工作生活的心情予以充分的理解，告诉患者疾病的发展状况，引导患者合理锻炼的同时调整饮食和生活习惯，并且给予患者信心和对生活的预期。这部分患者基础疾病少、年纪相对轻、社会层次相对也较高。加上主观意愿强，如果能够科学锻炼和健康管理，恢复相对较好，回归工作或正常生活的可能性大。

（二）营造健康家庭环境

脑卒中发病往往伴有危险因素，因此，康复过程中需要对一些长期形成的不良习惯或因素进行干预。营造有利于身心健康的家庭环境，如轻松愉悦的家庭氛围、低盐低脂的营养饮食和爱好运动等习惯，能强化患者的康复意识，有利于纠正不良习惯，从而帮助患者康复。

（三）增强家庭防护意识

脑卒中后多有腿脚不灵便等后遗症，容易跌倒。所以，家中应当尽量减少杂物堆积，地面保持干燥、防滑，有条件的可以在床边或厕所安装护栏。除此之外，脑卒中患者适宜穿防滑鞋而不是拖鞋。家属还应该教会患者万一跌倒后该如何爬起来，这样可以减少其对跌倒的恐惧，以及跌倒后的损伤。

二、家庭康复疗养的具体内容

（一）心理康复指导

脑卒中康复期患者由于肢体功能和言语障碍，日常生活不能自理，普遍的心理特征是痛苦、抑郁、悲哀、自弃等。护理人员要掌握患者的心理特点，从各个角度指导家庭成员、亲属及朋友理解患者，使他们成为患者的“心理治疗师”，自觉地、主动地给患者以无微不至的关怀与照顾，使患者从苦闷中解脱出来，唤起积极的情绪，激发战胜疾病的信心。

（二）肢体康复训练指导

要根据患者瘫痪的特点和程度，制订正确的康复训练计划，及早注意患肢的被动活动及姿势反射训练，因该反射脱离了皮质控制，患侧无法协调活动，先训练其消失的功能，建立起皮质控制。其做法是俯卧以肘支撑，从仰头、翻身与头颈、肢体协调动作的正常姿势开始练习。应遵循婴儿运动发育的程序进行。从患者当时水平出发，循序渐进地使其走向个体发育的最高水平。由躺到翻身、坐、爬、站、走的发育过程，严防急于求成。当肌力达到 3 级时，要及时鼓励和协调患者进行各关节 90°的屈伸练习，这对提高肌力和增强肌群协调、缓解肌张力有很大帮助。从发病到随意运动出现的全部时间里，患侧始终都应处在防挛缩模式。上肢常做持物、移动物体等意向控制性运动，而下肢则进行屈、蹬等支持重量性锻炼。由于偏瘫者提腿时多出现足下垂和膝关节强直，走步时呈画圈步态，此时应让其着重练习踝关节背伸和屈膝，并增强下肢肌力，使其从家属挟持逐步过渡到自扶栏杆、床架、手杖迈步。

（三）失语康复指导

对失语患者一定要请专科医生判断其言语障碍的类型及程度，依此确定治疗方案。对于患有严重言语障碍者不要给纸笔，让其书写表达，也不要过早让其看书报等，只有待其病情逐渐恢复后，再让其读读报纸标题或看看图片，以获得有益的语言刺激。在与患者交谈时要按计划由少到多、由简到繁、循序渐进地增加交谈内容。同时要不失时机地鼓励患者以增强其自信心。语言治疗期间同样需要注意患者的姿势要正确，使其注意力高度集中，才能取得预期效果。

（四）饮食与日常生活指导

饮食以清淡、低盐、低脂、低胆固醇为原则，多吃蔬菜、水果和豆制品。面瘫、吞咽困难等颅脑神经障碍者以软食为好，尽量减少粗糙、纤维多且难以咀嚼吞咽的食物。便秘者注意保持大便通畅，多饮水，严重者可服缓泻剂。随气温变化适当增加或减少衣物，防止受凉感冒。对于排尿障碍者要及时更换内裤，防止发生尿路感染。

（五）危险因素管理

除需要帮助患者均衡营养、适当运动及调整情绪等之外，我们还应当对危险因素进行管理。对于有高血压或糖尿病的患者，在天气变化、饮食改变或药物调整时，做到每天监测血压或血糖，并做好记录，在稳定期间也要规律监测。定期去医院与医生沟通，将记录反馈给医生，尤其是在季节变化时注意遵照医嘱调整降压药物，将危险因素控制在正常甚至理想的范围。切忌盲目停药或自行调整剂量，以免造成意外。在工作生活中，如果出现诸如头晕、耳鸣、头痛、呕吐、肢体发麻、肢体无力、视物不清、讲话含糊、喝水呛咳、吞咽困难，以及走路不稳、晕倒等情况，或者是原有功能障碍突然加重，则预示着脑卒中复发，应及时到医院救治。

总之，不管是患者还是家属，都需要树立正确的健康意识，形成提倡健康饮食、科学运动及情绪管理的家庭氛围，让每一个家庭成员成为健康习惯的促进者和受益者，这样才能让患者更好地康复，让健康者保持健康。

第二节　轻型脑卒中患者营养需要注意什么?

根据国家卫生计生委（现国家卫生健康委员会）发布的我国《脑卒中患者膳食指导》，在对脑卒中患者进行营养和饮食补充时，要特别注意以下几个关键点。

第一，碳水化合物、脂肪、蛋白质的比例合适。通常分别占总能量 [35 kcal/（kg · d）] 比例的 40% ～ 60%、30% ～ 50% 和 15% ～ 20%。特殊情况下，需对营养底物标准进行调整，如非危重神经疾病卧床患者的非蛋白热量（碳水化合物和脂肪）为 20 ～ 25 kcal/（kg · d），糖脂比 6：4 ～ 7：3；热氮比为（100 ～ 150）：1。危重神经疾病（应激状态）非蛋白热量为 25 kcal/（kg · d），糖脂比为 5：5；热氮比为 100：1。每日水的摄入量为 30 ～ 40 mL/kg，应用脱水利尿剂的患者还应额外增加水的摄入量。每日应摄入充足的单糖及双糖类食物，如水果、蜂蜜等。这些食物能迅速转化为葡萄糖，保障脑循环和脑组织的能量供应。同时，主食要粗细搭配，确保膳食纤维的摄入量（每天 25 ～ 30 g），这对调节血脂和改善便秘均有益处。

第二，蛋白质量足质优。为预防肌肉衰减，脑卒中患者至少应摄入蛋白质 1 g/（kg · d），在存在分解代谢过度的情况下（如有压疮时），应将蛋白摄入量增加到 1.2 ～ 1.5 g/（kg · d）。优选低脂肪、高蛋白，且富含多不饱和脂肪酸的食物，如海参、鲢鱼、青鱼、鲤鱼、带鱼、鳗鱼、鳕鱼等。

第三，维生素、矿物质充足均衡。蔬菜和水果中含有丰富的维生素 C 和钾、镁等。维生素 C 可调节胆固醇的代谢，防止动脉硬化的发展，还可以增强血管的弹性。必要时可在营养师或医生指导下，补充含多种维生素和矿物质的食物及有特殊医学用途的配方食品，尤其是富含维生素 B_6、维生素 B_{12}、维生素 C、叶酸等的食物。

第四，选择正确的烹调方法。多用蒸、煮、炖、拌、汆、水溜、煨、烩等少盐少油烹调方式。减少咀嚼，易于消化和吸收。

第五，吞咽障碍的特殊饮食照护。吞咽障碍是指脑卒中患者不能将食物或液体从口腔顺利送至胃内，而易误吸，也包括口腔准备阶段的异常，如咀嚼和舌运动异常等。对于有吞咽障碍的患者，应将固体食物制作成泥状或糊状；固体食物经过机械处理变得柔软，质地更趋于一致，不容易松散，从而降低吞咽难度。不宜选择圆形、滑溜或带黏性的食物。大部分脑卒中后吞咽障碍的患者最容易误吸的是稀液体，建议在稀液体内加入增稠剂或适量的淀粉（如藕粉）以增加黏度。家属或照护者应注意观察脑卒中患者的进餐情况，包括下颌关节的灵活度、舌头的搅拌功能、口唇的闭合度等，防止进食意外。注意进餐的姿势，应细嚼慢咽，加强吞咽动作的训练。饮食管理以吞咽障碍评估结果为依据，针对轻度、中度、重度障碍患者具体情况及存在的特殊性进行个体化、有针对性的饮食管理，保证患者饮食护理需求获得充分满足。轻度吞咽障碍患者接受经口进食，重视为患者营造舒适的进食环境，进食时抬高床头，有效预防误吸，利于食物消化；以流质食物为主，以患者营养需求为依据确定每日所需热量，保证患者机体营养需求获得良好满足；重视口腔护理，可有效预防细菌、牙菌斑滋生。

需要注意的是，如果脑卒中患者发病后没有专业的医生或营养师跟进、评估、指导及根据病情发展及时调整饮食医嘱，则很可能会出现能量、蛋白质及微量营养素的摄入不足，长期摄入不足即可出现营养不良，进而影响康复效果。

第三节　中重型脑卒中患者需要做哪些营养评估？

营养障碍主要有以下两种。营养不良：由摄入不足或利用障碍引起的能量或营养素缺乏的状态，进而导致人体组成改变，生理和精神功能下降，有可能导致不良临床结局。营养过剩：营养素（特别是能量）超过正常生长发育及代谢需求的一种营养异常状态，包括超重、肥胖等。

脑卒中后期，如果患者存在营养风险，需要请营养师等营养支持治疗专业人员进行更准确的营养评估。主要是通过膳食调查、人体组成测定、人体测量、生化检验、临床检查等方法，对患者的营养代谢、机体功能等进行全面检查和评估，以确定营养不良的类型、程度、影响因素等，结合适应证和可能的不良反应，制订有针对性的营养治疗计划，并监测营养支持治疗的疗效。

一、热量需求的估计

目前临床上基于体重的计算公式最为常用。

轻症非卧床患者能量供给 25 ～ 35 kcal/（kg · d），糖脂比 = 6∶4 ～ 7∶3，热氮比 =（100 ～ 150）∶1；轻症卧床患者能量供给 20 ～ 25 kcal/（kg · d），糖脂比 =6∶4 ～ 7∶3，热氮比 =（100 ～ 150）∶1；重症急性应激期患者能量供给 20 ～ 25 kcal/（kg · d），糖脂比 =5∶5，热氮比 =100∶1。

二、蛋白质需求的估计

研究证据显示，蛋白质是比脂肪和碳水化合物更为重要的大分子营养物质。最近的研究显示，正常机体蛋白质需求量为 1.5 ～ 2.0 g/（kg · d）。患者每日蛋白质的需求量也可以通过 24 小时尿尿素氮（urine urea nitrogen，UUN）的测定进行估计：

每日蛋白质的需求量（g/d）=[(UUN+4)×6.25]。

第四节 鼻饲或胃造口患者如何进行护理?

一些脑卒中患者吞咽功能受到暂时或永久的损害，为了满足营养供给和治疗需要，需要留置胃管鼻饲，出院后仍需要保留胃管。面对这样一条突然多出的“管子”，很多家属会有些手足无措，本节讲留置胃管患者的居家护理。

首先，注意留置胃管的使用期限。出院前护士会说明其有效期，一定要在规定的期限内及时更换。其次，胃管应妥善固定，如有松动应及时更换。鼻饲食物温度要适宜（38～42℃），过烫会损伤胃黏膜，过凉会引起腹泻。可用鼻饲液滴在前臂内侧或手背上试温。保持餐具清洁卫生，照护者喂食之前一定要清洗双手。

一、鼻饲进食步骤

鼻饲前：将床头抬高至30°～35°，可避免进食过程中及进食后的呛咳、反流、呕吐等情况，减少肺炎的发生。回抽查看是否有未消化的食物，同时观察抽出的胃液是否有血性液、咖啡样液（如有应立即就医），如回抽有未消化的食物，暂不喂食。

喂食时：先缓慢注入少量温开水，然后鼻饲药物或流食，鼻饲完后，用温水冲净胃管，避免残留。如需注入药物，应将药片研碎，溶解后注入；果汁类和奶类要分开喂食，以免凝块，堵塞管道。喂食时要注意注入速度，不可过快，并尽量把针筒内的空气排出。鼻饲时从少量开始，逐渐增多，宜清淡，每次应在 200 mL 以内，每日 4 ～ 5 次，每次间隔 2 小时以上。注意冲管，以防堵塞胃管。

鼻饲后：保持半卧位 30 ～ 60 分钟后再恢复平卧，避免误吸造成窒息。翻身活动时动作轻缓，避免使管路牵拉打折或滑脱。

而对于长期不能拔出胃管的患者，为预防长期留置胃管引起并发症，建议胃造口。胃造口是在腹壁上做一个永久性或暂时性的开口，直接进入胃内，其目的是用来喂食，供给营养，必要时也可做胃肠减压。胃造口可以通过传统的剖腹手术方法实施，也可经皮内镜下实施，或施行 X 线下经皮穿刺胃造口术及腹腔镜胃造口术。近年来，经皮内镜下胃造口术已成为长期行肠内营养的首选途径。口腔、咽喉部、食管及贲门部病变不能经口腔进食者，或吞咽困难及脑神经病变不能经口腔进食者均为胃造口的适应证。

二、胃造口后需要每日观察

胃造口有无渗漏及渗漏原因。造口周围皮肤有无红肿、糜烂等情况发生。有无肉芽组织的增生及增生原因。营养管的固定情况，有无脱出或回缩及其原因。营养管有无堵塞及堵塞原因。有无发生误吸和吸入性肺炎的情况。营养液灌注后有无腹泻、便秘等胃肠道反应。观察有无口腔炎症的发生。有无水电解质平衡失调的发生。患者的营养状况和水分的监测，判断喂饲的效果。

三、胃造口护理方法

注意胃造口周围皮肤的保护，防止胃液的侵蚀。若发现胃造口有漏液现象，及时更换敷料。灌食完毕用温水或生理盐水清洗造口周围皮肤，抹干，喷无痛保护膜。造瘘管放久了会造成胃液或食物外漏，导致四周皮肤发红、糜烂，形成瘘管。故要经常检视胃造口周围皮肤，若造口周围皮肤发红，每日可用温水或生理盐水清洁皮肤，涂上氧化锌软膏或喷无痛保护膜；若造口周围皮肤发生糜烂，用生理盐水清洁皮肤后，外撒皮肤保护粉，或用水胶体敷料；若胃造口周围渗液较多或有瘘管形成，可用海绵或藻酸盐敷料，必要时上造口袋以收集渗出液，有利于对胃造口周围皮肤的保护。

根据造瘘管的性质决定换管时间。进口的 Foley 导管：3 个月更换一次，每 7 ～ 10 天抽出气囊的水，再注水 15 mL。一般的 Foley 导管：14 天更换一次。有些导管可以放置 1 ～ 2 年。

确保造瘘管固定，避免脱出或回缩。导管固定不牢或长期置管、固定导管的缝线松脱及患者神志不清、躁动不安均可使导管脱出，一旦发生不仅肠内营养不能进行，而且对于在造口置管的患者有引起腹膜炎的可能。因此，置管后应牢固固定导管，加强护理与观察，严防导管脱出或回缩。

保持造瘘管通畅，避免导管堵塞。导管堵塞的最常见原因是膳食残渣和粉碎不全的药物碎片黏附于管壁内，或是由药物膳食不相容造成混合液凝固，发生堵塞后可用温水、可乐、胰酶等冲洗，必要时可用导丝疏通管腔；要预防导管堵塞，选用的食物必须无渣，药物也应研碎，注意配伍禁忌。每次注完食物后，应注入温开水 20 ～ 30 mL，连续输注者也应每 3 ～ 4 小时注入温开水 20 ～ 30 mL，以保持导管通畅。注水后，夹紧营养管近皮肤端，防止胃内容物倒流，同时可保持清洁，防止细菌污染繁殖。餐与餐之间注水 100 mL。协助患者采取坐卧方式进行灌食，避免发生误吸及吸入性肺炎。为了预防吸入性肺炎的发生，胃内喂养时应注意以下几点。

（1）在灌注营养液时及灌注后 1 小时，患者的床头应抬高 30°～ 45°。

（2）尽量采用间歇性或连续性灌注而不用一次性灌注。

（3）定时检查胃残液量。

（4）对胃蠕动功能不佳等误吸发生率高者，应采用空肠造口行肠内营养。

肠内营养的治疗原则坚持从少至多，从淡至浓，循序渐进，均匀输入的原则，防止因过快、过浓、过多输入而造成消化不良；注意饮食温度适宜，每次灌食量不超过 350 mL，了解有无腹痛、腹胀、腹泻等不适，如出现胃肠道功能不良，应停止灌食，通知医生处理；保持口腔清洁，防止因口腔分泌物减少引起口腔炎症；加强心理护理，及时发现并解除患者心理障碍；根据营养管的性质决定换管的时间。协助患者灌食，向患者或照护者演示胃造口灌食的技术，并鼓励其学习灌食的方法；评价患者或照护者对胃造口灌食技术的掌握情况。

第五节　脑卒中患者如何选择食材及加工方式？

脑卒中急性期的患者吞咽障碍发生率达 30% ～ 65%。吞咽障碍导致误吸和摄入减少，是脑卒中后发生营养不良的主要原因。并且脑卒中患者的基础能量消耗较正常人高约 30%，机体能量消耗和物质分解代谢增强，更加重了营养不良。因此，没有足够的营养摄入必然会影响脑卒中的预后和恢复。营养状况恶化可导致神经康复延迟并感染并发症，神经康复延迟使得营养状况进一步恶化，互为因果形成恶性循环，所以机体营养状态直接影响脑卒中的转归。脑卒中患者疾病不同阶段的营养治疗原则也不尽相同。

一、吞咽障碍患者的食材选择及加工

发病初期如果患者有不同程度的意识障碍、吞咽困难，应采用鼻饲饮食。若患者神志清醒但进食时有时发生呛咳或有吞咽障碍，则应给予泥糊状食物，泥糊状食物不容易松散，可降低吞咽难度。脑卒中后大部分吞咽障碍患者最容易误吸的是稀液体，将稀液体内加入增稠剂以增加黏度，可减少误吸，增加摄入量。注意在结构改变的食物中强化可能丢失了的营养成分，尽量使食物能引起患者食欲。可选择的饮食有蒸蛋羹、肉末菜末稠粥、肉末菜末软面条、牛奶冲藕粉、水果泥或用料理机打成的泥糊状饭菜。

二、脑卒中重症患者的饮食治疗

重症或昏迷不能经口进食的患者，在起病的初期如有呕吐、消化系统出血应禁食，可适当从静脉补充营养。病情稳定，呕吐停止后，可开始管饲喂养，为适应消化系统吸收功能，应根据患者的具体情况及时调整，开始以糖盐水、米汤、水果汁、藕粉汁为主，每次 100 ～ 150 mL，每天 4 次或 5 次。待患者适应后可选用肠内营养制剂，浓度由稀到浓，容量由少到多，逐渐加量到每次 250 ～ 300 mL，每天 6 次或 7 次。鼻饲时抬高床头 30°左右，温度以不烫手背为宜，缓慢注入，防止反流到气管内，不能一次灌注过多，防止呕吐、反流、误吸。注意：所用食材全部加工煮熟，用料理机打成糊状，过筛去渣后分次食用，冷藏保存 24

小时。条件允许时最好按比例现做现用。

三、脑卒中恢复期的饮食治疗原则

恢复期患者的能量供给量可与正常人相同，能量供给量不应超过需要量，体重超重者应减少能量供给，以达到或维持理想体重。若患者康复期无吞咽困难，宜以清淡、少油腻、易消化的柔软平衡膳食为主。食物多样粗细搭配，每日推荐摄入谷薯类，蔬菜、水果类，肉、禽、鱼、乳、蛋类，豆类，油脂类共五大类食品，达到营养合理，以保证充足的营养和适宜的体重。

四、食物选择

谷类和薯类：保证谷类和薯类食物的摄入量在 200 ～ 300 g。优选低糖高膳食纤维的种类，如莜麦、荞麦、玉米面、小米、燕麦、麦麸、糙米等。注意粗细粮搭配，确保膳食多样化，限制单糖和双糖的摄入。

动物类：保证适当的蛋白质摄入，适当减少动物蛋白质摄入，增加植物蛋白质摄入，两者比例为 1 ∶ 1。建议每日畜禽肉类食物的摄入量为 50 ～ 75 g。优选低脂肪高优质蛋白的种类，如鸽肉、火鸡腿、鸡胸肉、牛里脊、猪里脊等。每日鱼虾类食物的摄入量为 75 ～ 100 g，如鲢鱼、青鱼、鲤鱼、带鱼、鳗鱼、鳕鱼等。

蛋类：每日蛋类的摄入量为 25 ～ 50 g。奶类及奶制品，建议每天喝 300 g 奶或相当量的奶制品。优选低脂肪、脱脂奶及其制品，保证优质蛋白质的供给。

豆类及其制品：建议每天摄入 30 ～ 50 g 大豆或相当量的豆制品。

蔬菜及水果：吃足量新鲜蔬菜和水果，保证膳食纤维的摄入。每日蔬菜摄入量为 500 g 以上，其中深色叶菜要占到一半以上，如菠菜、油菜、空心菜、生菜、莴笋叶等。适当摄入香菇、蘑菇、木耳等菌类及紫菜、海带等海藻类。不伴有高血糖的脑血管疾病患者每日水果摄入量为 150 g 左右。可优选西瓜、橙子、柚子、柠檬、桃子、杏、猕猴桃、枇杷、菠萝、草莓、樱桃、火龙果等。

坚果：坚果含丰富的蛋白质、脂肪、维生素、矿物质，建议每周摄入 50 g 左右。优选开心果、大杏仁、白瓜子、核桃等。

油脂：适量控制总油脂及胆固醇摄入。应限制动物脂肪，如猪油、牛油、奶油等，以植物油为主，如亚麻籽油、玉米油、橄榄油、茶油、花生油等，胆固醇限制在 300 mg/d 以下。尽量少吃或不吃含饱和脂肪酸及含胆固醇较高的食物，如鱼子、动物内脏、肥肉等；少吃油炸、油煎或油酥食物。

调味品：控制钠盐摄入量，每日食盐在 5 g 以下为宜，冠心病患者尤其是伴有高血压者，食盐摄入量应控制在 3 g/d。因食盐中含有大量钠离子，人体摄入钠离子过多，可增加血容量和心脏负担，并能增加血液黏稠度，从而使血压升高，对脑卒中患者不利。不宜吃含盐高的菜品或腌制品，如咸肉、咸菜、熏酱食物等。

酒：限制饮酒。脑卒中患者应戒烟限酒，忌用兴奋神经系统的食物，如浓茶、咖啡及刺激性强的调味品（如辣椒、胡椒面、芥末、咖喱等）。

水：无限制液体摄入状况下，在温和气候条件下，脑卒中患者每日最少饮水 1200 mL，对于昏迷的脑卒中患者，可经营养管少量多次补充，保持水、电解质平衡。

烹调方法：多用蒸、煮、炖、拌、氽、水溜、煨、烩等少盐少油烹调方式。减少咀嚼，易于消化和吸收。

第六节　脑卒中患者饮水需要注意什么？

为什么脑卒中患者饮水需要注意呢？那是因为饮水呛咳同肢体偏瘫、口角歪斜、言语不利等症状一样，是脑卒中患者常见临床表现之一，而且是吞咽困难最突出的表现，但大众对于饮水呛咳的了解相对较少，对其重视程度不够。那么饮水呛咳是怎么产生的呢？又有什么危害？以及饮水过程中有什么注意事项呢？

饮水呛咳主要是由于饮水时咽与气管的通道不能封闭，水进入气管，刺激局部黏膜，从而引起呛咳。脑卒中患者为什么会出现饮水呛咳呢？舌咽、迷走神经彼此邻近，有共同的起始核，常同时受损，表现为声音嘶哑、吞咽困难、饮水呛咳及咽反射消失，称为延髓麻痹；舌咽、迷走神经的运动核受双侧皮质脑干束支配，当双侧大脑半球的血管病变时，双侧皮质延髓束损伤时即可出现构音障碍、吞咽困难、饮水呛咳，而咽反射存在，称为假性延髓麻痹。

11% ～ 78% 的脑卒中患者可能经历大于 6 个月的持续性吞咽困难，其对患者的预后及生存质量有明显影响。吞咽困难、饮水呛咳可导致脱水、反复肺部感染、营养不良，促使脑内低灌注的发生等，严重者可发生窒息甚至危及生命。

对于有饮水呛咳的患者，应在入院后 24 小时内进行吞咽功能评定，从而及早发现并处理问题，减少不良事件的发生。洼田饮水试验所需时间短，方法简单，可多次反复，对受检者的配合能力要求不高，痛苦小，患者易于接受，故临床工作中常用此方法来评估患者的吞咽功能。

方法：患者端坐，喝下 30 mL 温开水，观察所需时间和呛咳情况。

1 级：能顺利 1 次将水咽下。

2 级：分 2 次以上，能不呛咳地将水咽下。

3 级：能 1 次咽下，但有呛咳。

4 级：分 2 次以上咽下，但有呛咳。

5 级：频繁呛咳，不能全部咽下。

评定：1 级用时 5 秒以内为正常；1 级用时 5 秒以上或 2 级为可疑；3 ～ 5 级为异常。若患者吞咽功能评定为 3 级及以上，应留置胃管，以减少吸入性肺炎的发生；若吞咽功能低于 3 级，应嘱患者缓慢进水、进食，以防呛咳；若经过康复训练，吞咽功能评定下降至 3 级以下，可拔出胃管。

饮水前注意事项：避免运动，宜小口进水，若出现强烈呛咳反应，应立即停止进水；30°～ 45°半卧位是最佳体位，患者头部前屈、肩部垫枕、健侧进水；不能用吸管饮水，饮水杯用广口杯或使用勺，盛水应在半杯以上，便于患者低着头就能喝到水，尽量不喝饮料。

第七节　留置尿管或膀胱造瘘患者怎么进行护理？

留置导尿是常见的临床操作之一，在临床工作中有很多情况需要留置导尿管。根据导尿管留置时间分为短期（≤ 14 天）导尿和长期（＞ 14 天）导尿。留置导尿相应的也会带来一些问题：可能出现逆行的尿路感染，留置导尿管后尿管对尿道的刺激致使患者出现不适及疼痛感；以及插尿管过程中所致的尿道损伤。因此，留置导尿后护理就显得尤其重要。

一、导尿管护理注意事项

妥善固定尿管，保持尿管通畅：在活动时固定好尿管及尿袋，避免牵拉和滑脱，注意避免导尿管发生弯曲、打结、扭曲，保持导尿管通畅。保持尿液引流装置密闭：活动或搬运患者时应注意夹闭尿管，防止尿液逆流发生尿路感染。定时观察，定时更换：定时观察患者尿液颜色、尿量；定时更换尿管，一般情况下每月更换尿管一次，每周更换抗反流集尿袋一次，清空集尿袋中尿液时，避免集尿袋的出口碰到收集容器，否则容易发生逆行性感染。

预防尿路感染：留置导尿后应注意保持会阴部清洁，尤其是卧床、大便失禁的患者更应该注意尿道口的清洁，每日行尿道护理 1 ～ 2 次，嘱患者多饮水、多排尿，情况允许时每天摄入 2000 mL 以上水分，减少尿路感染的发生。早期训练膀胱的反射功能：采用间歇式夹闭法，每 2 ～ 4 小时开放一次，使膀胱定时充盈和排空，促使膀胱功能恢复。

漏尿的护理：老年患者因自身尿道口松弛，以及长时间留置导尿所致尿道松弛，经常会出现漏尿的情况，此时应检查气囊注水情况，一般注入 15 ～ 20 mL，用注射器抽出气囊内液体后，再次消毒尿道口及尿管，将尿管送入膀胱后，使整个气囊充盈后再拉出尿管所需长度，可以防止漏尿。

二、膀胱造瘘术后护理

膀胱造瘘术是经下腹部切开或穿刺进入膀胱，放置导管引流尿液，其目的是消除长期存在的尿路梗阻对上尿路的不利影响，或下尿路手术后确保尿路的愈合。该手术后患者留管时间长，故术后护理显得尤为重要。

妥善固定：妥善固定引流管，避免发生滑脱，引流袋应低于造瘘口 10 cm 左右，不能高于造瘘口，以防止尿液回流出现逆行感染。

饮食护理：嘱患者清淡饮食，多吃易消化的食物，预防便秘，患者用力排便时会出现腹压增高，容易出现造瘘口出血及瘘管脱出；多饮水，保持饮水＞ 2000 mL，稀释尿液、冲洗尿路，降低尿路结石的发生率。

使造瘘口保持清洁：及时清理造瘘口分泌物，使用碘伏棉球消毒造瘘口并清除分泌物，2 次 / 日。

预防尿路感染：尿路感染是膀胱造瘘的常见并发症之一，要定期观察患者的尿量及性状，当尿液出现浑浊、絮状物等现象时，考虑发生尿路感染，需给予生理盐水膀胱冲洗，2 次 / 日，直至尿液黄色澄清为止。

第八节　翻身拍背的原因和注意事项有哪些？

一、进行翻身拍背的原因

一般脑卒中患者需长期卧床休息，而长期卧床容易引起肺部循环不良，肺下部易受到压力从而使呼吸运动减弱，肺扩张受限，局部血液循环不良，导致肺部发生水肿、感染等，造成坠积性肺炎，增加病死率。因此，对脑卒中患者来说，保持呼吸道通畅是保障患者生命安全的关键因素。翻身拍背能够很好地预防一些状况的出现，如压力性损伤及呼吸困难、呛咳等。护理中，通常采用 3 小时 / 次对患者进行翻身拍背，防止患者痰液堵塞呼吸道，从而避免各种并发症的发生，翻身拍背应注意避免时间间隔短，在晚间易打扰患者睡眠，引起患者反感。

二、翻身拍背具体注意事项

对长期卧床的患者来说，如果有意识，那么就可以鼓励其选取坐位，坐位对老年人来说，拍背能够避免其呛咳，如果没有办法坐起来，也不勉强。翻身每 3 小时一次，将患者双手交叉胸前，同时一侧腿交叉放在另一条腿上；护理人员把手分别放在患者的肩下部和臀部，双手一起向对侧翻；用软枕垫靠其背部，两足之间再置一软枕，垫放舒适，协助患者翻身。动作宜轻而稳，如患者身上置有导管，应防止其脱落，上下动作应协调，保护好患者的肢体，以防骨折，翻身时应注意床褥的整洁与干燥，拉平床单和患者衣裤。仔细观察受压部位的皮肤情况，并随时做相应的处理。

翻身拍背时都会选取侧卧位，拍背的首选部位要正确，将五指并拢向掌心弯曲呈空心拳，从第1腰椎开始。在肩胛骨的下端，由下向上，沿腋中线与肋弓交点由外向内，双手交替拍打或单手叩击。持续10～15分钟，拍打频率为60次/分，拍打力度以患者的胸壁厚度及患者能耐受为准。要以肘关节发力，肘关节拍击力度小，如果以整个前臂发力的话，力度太大达不到舒适的程度。每次叩击患者背部时，掌心及掌根部不要接触到患者。如果患者有意识，在拍到其背部的时候，可以同时嘱咐其用力咳嗽，咳出嗓子里的痰液。拍背时要注意观察患者的神色及反应。要更加注意无意识的卧床患者，要观察患者的嘴部随着拍击次数增多是否排出大量的排泄物或者痰液，若有，应及时清理。还要注意，昏迷患者平卧位时要将患者头偏向一侧。翻身过程中要注意患者安全，注意保暖，避免拖拉患者，保护局部皮肤，正确使用床档。根据病情需要，给予患者拍背，促进排痰。叩背原则：从下至上、从外至内，背部从第10肋间隙、胸部从第6肋间隙开始向上叩击至肩部，注意避开乳房及心前区，力度适宜。护理过程中，密切观察病情变化，有异常及时送往医院就医。

第九节　脑卒中患者可以剧烈运动吗？哪些运动更适合？

恢复期脑卒中患者是否可以运动，答案当然是肯定的。规律、适度的体育锻炼可以改善心脏功能，增加脑血流量，改善微循环，还可通过对血压、血糖和体重的控制来预防二次脑卒中，对于有肢体障碍的脑卒中患者可以进一步改善其功能障碍，早期康复训练可以有效避免脑卒中严重后遗症的发生，对于改善脑卒中患者的生活质量具有重要意义。

运动强度我们一般分为 3 类，低强度、中等强度和高强度。判断方法有看心率、代谢担当、耗氧量、自己的主观判断。代谢担当和耗氧量，人们无法检测。所以我们平时通常用最大心率和主观判断对自己的运动强度进行判定。最大心率 =220－年龄。低强度，心率在最大心率的 40% ～ 55% 可判断为低强度。心率在最大心率的 55% ～ 75% 可称为中等强度。心率在最大心率的 75% 以上，可称为高强度。主观判断：第一，低强度的运动，身体没有出现负荷的感觉，如散步、做简单的伸展运动。第二，中高强度的运动，会感知到心率与和呼吸增快。但中等强度运动时人能正常说话，如快走、慢跑、游泳、打太极拳、骑车、爬楼梯等。第三，高强度的运动，如快跑、打篮球、踢足球、打羽毛球等。很多种情况下，一般不用特意抽出时间来运动。因为很多家务活动只要持续 10 分钟就可以满足中等强度的锻炼效果。如扫地、买菜、陪孩子玩耍等。在这里，我们要说的是剧烈运动，它多为高强度运动，运动时耗氧量急剧增加，导致心肺功能负荷加重，不利于脑卒中患者的身体健康，如果确需参加，需在医生评估下进行，不可擅自提高运动强度。对于脑卒中患者，建议进行低强度和适量的中等强度运动，尽量避免高强度运动。在运动前应先热身，然后再运动，运动之后应慢慢放松再停止运动。一般来说，可以在运动前花 5 ～ 10 分钟来热身，活动关节、伸展肢体、拉伸肌肉，以免因身体活动不当造成运动损伤。接下来就可以进行 20 ～ 30 分钟的有氧运动。至于采取什么样的运动种类，持续多长时间，运动量有多大，可以根据个人的耐受能力、年龄、疾病和兴趣来选择，运动结束后进入 5 分钟左右的一个放松阶段，逐渐减少活动量，使心血管系统、呼吸系统的反应慢慢恢复安静的状态，使身体慢慢恢复稳定而不是急刹车式结束运动。

适当的体育锻炼，对脑卒中患者是相当有益的。

第一，改善脂肪代谢，增加机体能量消耗，以达到减肥的效果。

第二，增加高密度脂蛋白，降低血液中甘油三酯和低密度脂蛋白胆固醇，提高血液中纤溶酶的活性，以防止凝血过高，从而有效预防或延缓动脉粥样硬化的形成，降低血压，降低冠心病的发病率，显著减少脑卒中和心脏病发作的危险性。

第三，激发中枢神经的活动，使大脑血流量增加，供氧增加，脑力增强，思维敏捷，并可解除神经紧张和焦虑，有助于睡眠。

第四，促进胃肠道的分泌和蠕动，预防和改善习惯性便秘。

第十节　脑卒中后可以洗头、洗热水澡吗?

脑卒中患者是否可以洗头这个问题，主要是针对温度对脑卒中患者血管的影响，如果是冷水洗头，会造成患者血管收缩，进一步加重患者脑部缺血的状况，损害患者身体健康，此外，冷水洗头容易引起感冒和头痛，加重脑卒中患者的病情。如果温度较高，可引起迷走神经兴奋性增加，而交感神经兴奋性降低，导致心率减慢和外周血容量下降，心排血量下降，同时脑血管舒张，脑组织灌注量不足，就会导致脑部供血不足，有可能出现脑卒中复发。所以脑卒中患者洗头时最好用温水，这样可以有效避免温度对脑卒中患者血管的不利影响。

洗澡相较于洗头时间更长，对脑卒中患者的影响更大。因此，合理洗澡对于预防脑血管意外就显得更加重要，脑卒中恢复期患者是可以根据身体恢复情况洗澡的。洗热水澡能够扩张血管，促进血液循环，增加血液对内脏及肌肉的氧和营养的供给和补充，促进肾脏及脑产生的代谢废物排泄，解除疲劳，在一定程度上能够预防与改善心脑血管病的病症，达到治疗疼痛及肢体麻木的效果。血栓是造成脑卒中的主要原因，热水澡的温热作用还有助于促进血栓的溶解，增加使血液循环变通畅的纤溶酶的水平，即提高纤维溶解能力。所以脑卒中患者在身体情况允许、有家人看护的条件下，完全可以洗热水澡。但需注意的是，脑卒中患者及陪护家属应根据脑卒中患者症状如肢体障碍、头晕头痛等，决定其洗澡时间及洗澡方式。对于有明显肢体症状的患者，洗澡时身边应有家人陪伴，以防止意外发生。

脑卒中患者在洗澡时，应注意以下几点。

第一，洗澡的时候最容易流失水分，洗澡前后都要补充水分，如果选择泡澡，更应在洗澡前先喝一杯水，以免流失过多的水分，导致呼吸困难甚至休克等危象。

第二，有肢体障碍的人，应在家人陪伴下采取坐洗或泡澡的方法，由家人帮忙搓洗，同时由于体力限制，洗澡不宜过频、时间不宜过长。

第三，室内温度和水温适度。可根据平时自身的喜好和适应能力调节水温，但不宜过热。过热的水会加快血液循环，导致出现头晕等现象。

第四，有头晕头痛等症状的患者，应该缩短洗澡时间，水蒸气过度会使人缺氧，脑卒中患者应避免这一点，以不感到疲劳为度。洗澡时家人可为患者随身带一袋牛奶，及时补充损耗能量。

第五，使用中性的浴液，避免对皮肤有较大的刺激。防止患者皮肤过敏，造成日后抓挠和心理负担。如果患者病情较重，建议以擦拭身体为主。

第六，洗澡时擦身忌动作过大、过猛、过快，在病症初发后，应循序渐进适应洗澡过程。

第七，应选择餐后时间洗澡，且在正常用药后洗澡，忌空腹洗澡及没有坚持药物治疗。

第八，洗澡后不要着凉。要尽快擦干身上的水分，穿衣保暖。

总而言之，脑卒中患者是可以洗澡的，在病症初期，建议采用擦拭。对于恢复期脑卒中患者，可根据患者情况选择洗浴方式，原则上能淋浴不泡澡，时间不宜过长，达到目的即可，尽可能有家属陪同，洗澡会导致大量汗液蒸发，所以要努力做到防寒保暖。

第十一节　脑卒中后一般多长时间需要复查？复查哪些项目？

复查的时间和频率需要医生根据脑卒中患者的病情及治疗方案来定，患者只要遵照医嘱就可以了。一般情况下，患病初期可每月复查一次，根据病情做进一步治疗及护理指导。病情稳定后，无明显症状变化的可每 3 ～ 6 个月复查一次，直到完全康复可恢复正常生活及工作。完全康复后，每年复查一次，经济条件允许可半年复查一次。

明确了复查的时间和频率，那么具体复查些什么项目呢？首先，医生会给患者进行大致的查体，了解脑卒中后遗症状的恢复情况，如检查患者面部口角歪斜、鼻唇沟变浅，肢体肌力，面部及肢体感觉等。

一、需要复查的化验指标

血常规：检查血细胞指标查看有无因用药导致的贫血、凝血功能异常等。

肝、肾功能：脑卒中患者一般需要长期吃药进行二级预防，因此需要定期检查肝、肾是否有损害，评估肝功能、肾功能。

血糖、胆固醇、低密度脂蛋白、甘油三酯等：检查这些引起高血糖、高血脂的物质是否在正常指标范围内。

电解质：需查电解质看有无低钾、低钠的情况，以防出现电解质紊乱。

凝血酶：服用阿司匹林和他汀类药物会影响凝血系统，需要定期检查，避免发生出血性疾病。

肌酶：检查他汀类药物有没有引起肌肉损伤。

便常规：检查阿司匹林等药物是否引起了消化道出血。

二、除了化验指标，还需要进行影像学复查

如果脑卒中发病时检查发现脑血管狭窄，建议复查时检查脑动脉 CT 或者脑动脉磁共振，即便康复后也要保证每年检查一次。

彩超：有动脉斑块的患者也需要每年复查斑块情况，是否有不稳定斑块形成等。

定期复查是为了观测病情变化和预测病情趋势，以上复查项目具体还要医生根据患者病情变化进行调整。这些复查结果方便医生调整治疗方案并及时治疗，可以避免更大的风险。除了定期复查，患者自己在家还要定期监测血压、血糖等指标，坚持规律服药，以免病情加重。我们的大脑经不起二次打击，定期复查，合理饮食，适当运动，保持良好习惯，减少脑卒中复发！